Larsen · Larsen
**Attraktiver aussehen
durch richtige Körperhaltung**

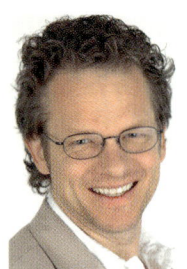

Dr. med Christian Larsen
Der Arzt, Erfolgsautor und Begründer der Spiraldynamik leitet das Spiraldynamik Med Center an der Privatklinik Bethanien in Zürich. „Zeitlebens arbeitet der Mensch wie ein Bildhauer an seiner Verkörperung – nur mit Bewusstsein und Bewegung statt mit Hammer und Meißel." Im Klartext: trainieren statt operieren.
www.spiraldynamik.com

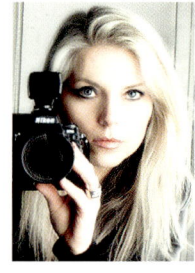

Claudia Larsen
Die Autorin, Fotografin und Multimediakünstlerin entwickelte zusammen mit ihrem Mann Look@Yourself – das Konzept für optimierte Haltung und natürliche Schönheit. Der Grundstein für ein neues, modernes Körperbewusstsein.
www.claudialarsen.com

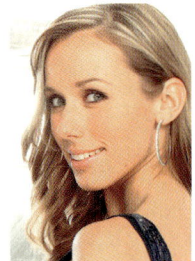

Annemarie Warnkross
Moderiert für Pro7 die Sendungen taff und red! Sie hat in Köln Betriebswirtschaftslehre studiert und lange Zeit professionell rhythmische Sportgymnastik betrieben.
www.annemarie-warnkross.de

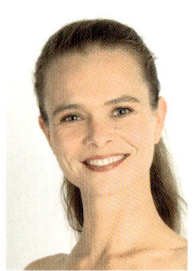

Eva Hager
Ist Yogalehrerin, Tänzerin, Juristin und Expertin der Spiraldynamik – spezialisiert auf die Verbindung von Spiraldynamik und Yoga. Sie hat ein Yogastudio in Salzburg.
www.spiraldynamik-yoga.at

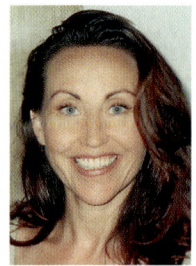

Heike Weis
Ist Fachärztin für Psychiatrie und Psychotherapie sowie diplomierte analytische Psychologin des C. G. Jung-Instituts. Sie führt eine eigene Praxis im Herzen Zürichs und bereichert dieses Buch mit tiefenpsychologischen Aspekten der Körperlichkeit.

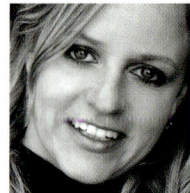

Astrid Meyer-Wigger
Ist Primarlehrerin, Physiopädagogin und Gesundheitsbeauftragte des Kantons Luzern. Sie inspiriert Kinder, Erwachsene und ganze Behörden gleichermaßen mit ihrer kreativen Umsetzung wirklich gesunder Bewegung als Lebenselixier.

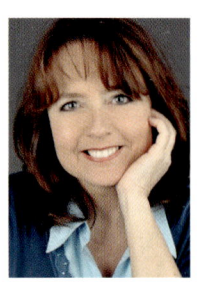

Bea Miescher
Ist Autorin, Fachjournalistin und Physiopädagogin. Sie verpackt auch komplizierte anatomische Zusammenhänge in verständliche Texte. Sie ist Kommunikationsverantwortliche des Unternehmens Spiraldynamik.

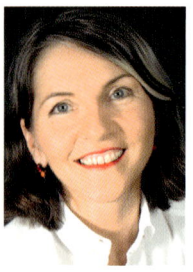

Zoë Nyffeler
Ist Textil- und Modedesignerin sowie Kostümbildnerin. Mit Schalk und wider den bitteren Ernst schöpft sie virtuos aus Ihrer professionellen Trickkiste; von A wie Anstand bis Z wie Zahnhygiene – immer unter dem Aspekt der Lebensfreude.

Claudia Larsen · Dr. med. Christian Larsen

Annemarie Warnkross präsentiert

Look@Yourself

Attraktiver aussehen
durch richtige Körperhaltung

Art Direction: Claudia Larsen
Fotos: Claudia Larsen/Jens van Zoest

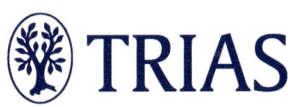

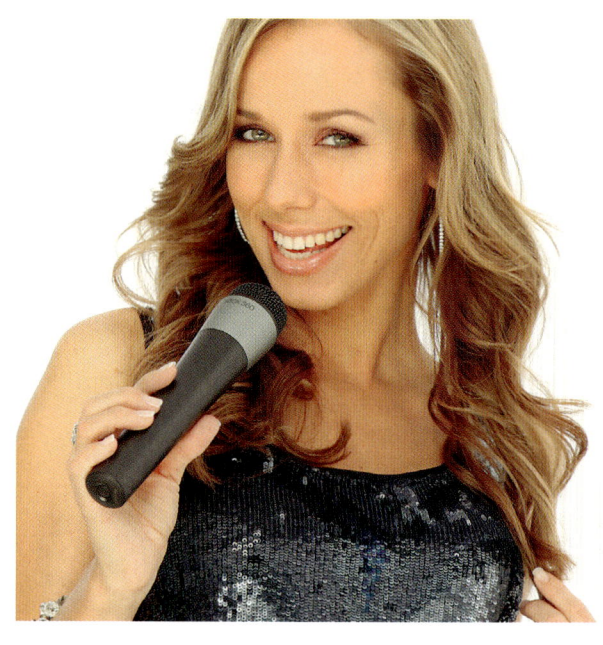
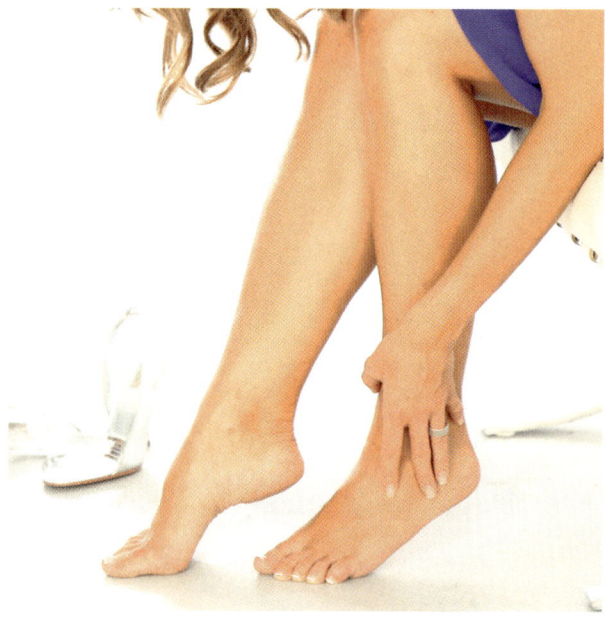

Gesicht – Ihre Identität 8
Konturen statt Doppelkinn 10
Übung: Aufblühen mit Charisma 12
Im Alltag 14
– Zähneputzen: Das 3-Minuten-Lifting 14
– Kämmen: Mit Haut und Haar schön 15
– Lippenstift: Nie mehr verbissen 15
Tipps & Tricks 16

Hals & Nacken – der Engpass 19
Bitte wenden – aber richtig! 20
Übung: Die Inspiration 22
Im Alltag
– Telefonieren: Training mit Handy 24
– Autofahren: Mit doppelter Rücksicht 25
– Trinken: Zum Wohl für Bandscheiben 25
Tipps & Tricks 26

Beine – das Traumpaar! 29
Beine bis zum Himmel 30
Übung: Der Raubkatzenstand 32
Im Alltag
– Sitzen: Adrett außenrotiert 34
– Stehen: High Noon 34
– Gehen: Der Gang der Diva 34
Tipps & Tricks 36

Gut zu Fuß – Schatzsuche 39
Ein Hoch auf die Füße! 40
Übung: Gewölbebauer 42
Im Alltag
– Schuhe anziehen: Von der Muse geküsst 44
– Warten: Willkommen im Training 44
– Barfuß: Sinnlichkeit bis in die Zehenspitzen 45
Tipps & Tricks 46

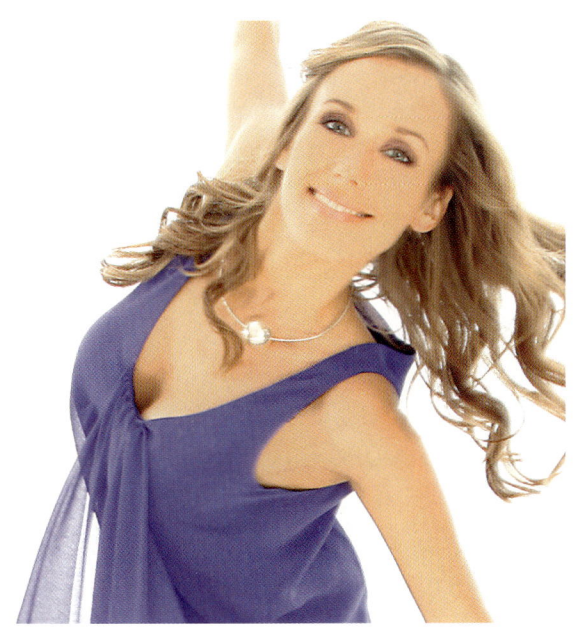
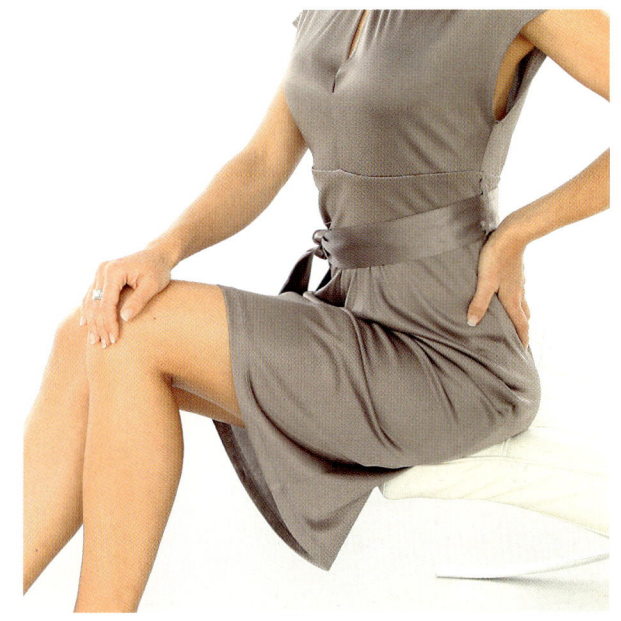

Wirbelsäule – das Programm!   49
Rote Karte für Buckel & Co!   50
Übung: Wahre Größe   52
Im Alltag
– Bürostuhl: Der aktive Arbeitsplatz   54
– Auto: Im Rückwärtsgang vorwärts   55
– Bett: Biegsame Kuschelintelligenz   55
Tipps & Tricks   56

Brust & Bauch – die Ich-Form   59
Mehr Busen, weniger Bauch? So geht's!   60
Übung: Lassen Sie's fließen   62
Im Alltag
– Oase: Sein statt Schein   64
– Im Pulk: Identität und Ruhe bewahren   65
– Stresssituation: Überwältigend überzeugend   65
Tipps & Tricks   66

Apropos Po – so weiblich   69
Lust statt Frust   70
Übung: Entdeckt und erweckt   72
Im Alltag
– Arbeitsplatz: Der diskrete Büroflirt   74
– Treppe: Elastisch mit BB-Power   74
– Toilette: Lustvoll statt verkniffen   75
Tipps & Tricks   76

Schultern & Arme – Handeln   79
Schulterpolster ade!   80
Übung: Erwecke den Drachen   82
Im Alltag
– Die Hand und nicht die Schulter   84
– Wie Tarzan durchs Leben hangeln   84
– Weck den Buddha in dir   85
Tipps & Tricks   86

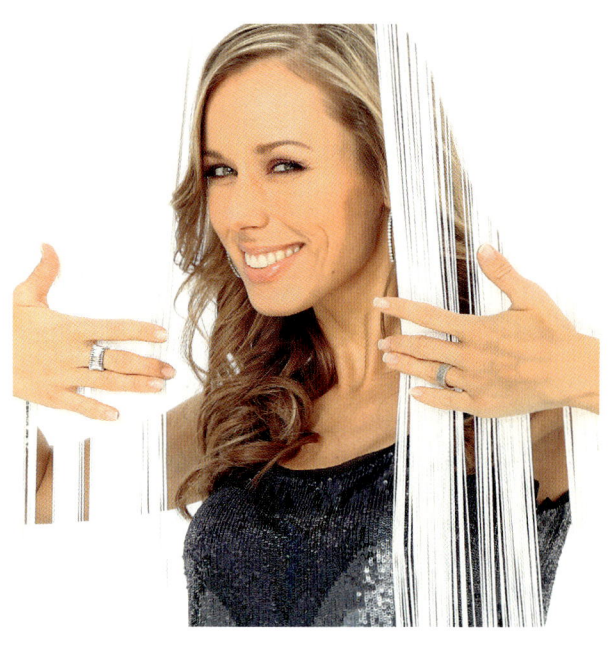

Hände – sensible Präzision 89
Hand aufs Herz 90
Übung: Die Handwelle 92
Im Alltag
– Computer: Hier tanzt die Maus 94
– Essen: Trainieren mit Manieren 94
– Trinken: Zum Wohl des Handgelenks 95
Tipps & Tricks 96

Stehen – die Königin in dir! 99
Fels in der Brandung statt Fähnchen im Wind 100
Übung: Wechselstand 102
Im Alltag
– Fahrstuhl: Das erhebende Elevator-Gefühl 104
– ÖV: Zug um Zug erhabener 104
– Stehberuf: Aktiv stehen mit Know-how 105
Tipps & Tricks 106

Gehen – kommen Sie weiter 109
Stop and Go 110
Übung: Der Multitasker 112
Im Alltag
– Catwalk: Look@yourself! 114
– High-Heels: Celebrate yourself! 114
– Launelaufen: Be yourself! 115
Tipps & Tricks 116

Sitzen – von Kopf bis Fuß 119
Die Abwechslung macht's 120
Übung: Office-Table-Dance 122
Im Alltag
– Büro: 1001 Bewegungsmöglichkeiten 124
– Auto: Das Activitycenter für höchste Konzentration 125
– Feierabend: Nur nicht zu brav 125
Tipps & Tricks 126

Liegen – die Entspannung 129
Damit liegen Sie richtig! 130
Übung: In Schlaf versinken 132
Im Alltag
– Entspannen: Progressive Muskelrelaxation 134
– Cooldown: Gegen das Grillhähnchen 134
– Shopping: Prinzessin auf der Erbse 135
Tipps & Tricks 136

Übersicht 138
Register 140

Liebe Leserinnen,

Willkommen bei Look@Yourself, dem ganzheitlichen Schönmacher! Das Angebot an Beauty-Tools, die äußerlich angewendet Schönheit versprechen, ist schier unerschöpflich, und Sie kennen es als lifestylebewusste Frau bestens. Nun können Sie die Geheimnisse der „inneren Schönheit" lüften: Look@Yourself führt Sie durch den Tag, der ab sofort zu Ihrem persönlichen Trainingsfeld wird: Genießen Sie sich selbst und Ihre Ausstrahlung für einen Auftritt voller Charme und Charisma.

Look@Yourself ist gelebte Gesundheitsförderung auf Schritt und Tritt. Mit Annemarie Warnkross haben wir DIE Vertreterin authentischer Schönheit gefunden: Sie ist von Natur aus bezaubernd attraktiv, nicht nur äußerlich: Mit Mut und Konsequenz hat sie sich auf unser Experiment eingelassen, ihren Körper, ihre Haltung und ihre Bewegungen analysiert und optimiert – entdecken Sie das Potenzial an ihr und an Ihnen selbst!

Dreizehn Kapitel vermitteln spannendes Know-how zu jeder Körperregion. Die aussagekräftigen Vorher-nachher-Bilder zeigen, wie schnell und einfach Sie Haltung und Ausstrahlung optimieren können. Tipps & Tricks aus Medizin, Fitness und Mode runden jedes Thema ab, eine Psychologin gibt Einblicke in die seelische Bedeutung der Körperregionen anhand tiefenpsychologisch gedeuteter Märchen.

Mit Look@Yourself verwandeln Sie Ihren Alltag in Ihr persönliches Training. Vergessen Sie isolierte Übungen morgens oder abends – die Kunst ist die alltägliche Anwendung, wo immer Sie sind. Üben ohne Übungen, das ist persönliche und unkomplizierte Weiterentwicklung!

Viel Spaß bei der Neuentdeckung Ihrer Schönheit, Ihres Charismas und Ihres Wohlbefindens!

Herzlich Ihre
Claudia und Christian Larsen

Mit Look@Yourself die Haltung in kurzer Zeit verbessern – und das auch noch fast nebenbei? Ich kann verstehen, wenn Sie jetzt zunächst skeptisch sind, mir ging es genauso. Aber schon in den ersten Kapiteln des Buches werden Sie merken, wie einfach es ist, Ihren Körper besser zu verstehen – und vor allen Dingen werden Sie merken, wie gut sich das anfühlt und wie toll es aussieht! Dr. Christian Larsen als Arzt und Claudia Larsen als einfühlsame Fotografin haben mir gezeigt, wie´s geht und jetzt möchte ich es Ihnen vormachen. Probieren Sie es und Sie werden daran so viel Spaß haben, wie ich! Dieses Buch gehört nicht ins Regal, sondern in die Hand jeder mode- und lifestylebewussten Frau!

Ihre Annemarie Warnkross

Gesicht – Ihre

Wie Schönheit von innen Sie aufblühen lässt – das beste Lifting leicht gemacht.

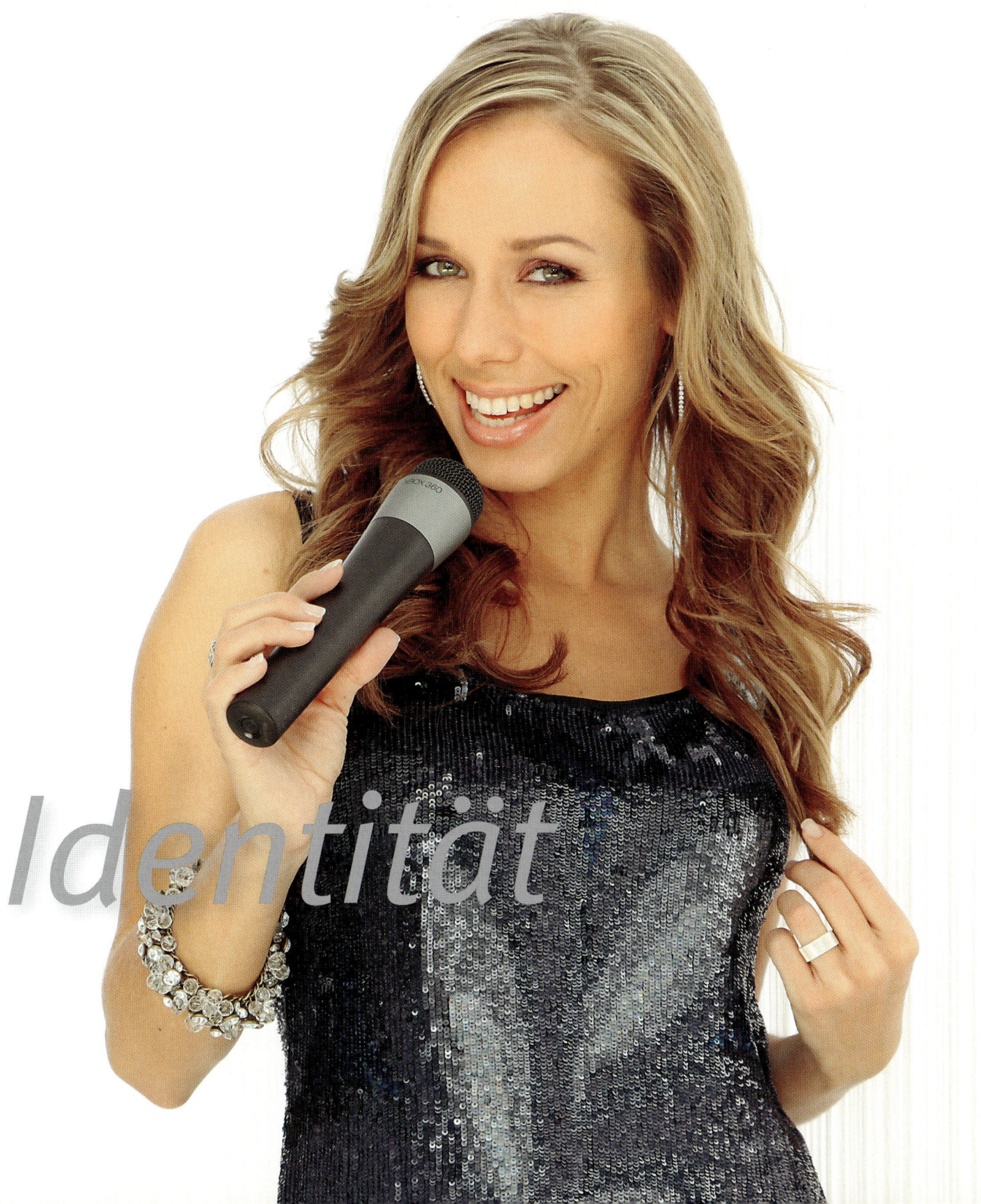
Identität

Konturen statt Doppelkinn

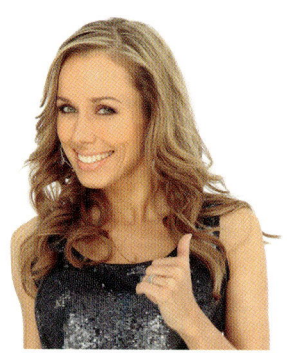

„Der Gesichtsausdruck entscheidet über Ihre Ausstrahlung. Als Moderatorin ist das besonders wichtig. Probieren Sie's auch – vor dem Spiegel und dann immer wieder im Alltag."

Das Gesicht spiegelt unsere Einzigartigkeit wider, deshalb ist auf dem Ausweis auch das Gesicht abgebildet – und das ist uns ziemlich wichtig: Für Kosmetikprodukte werden in Deutschland jährlich Millionenbeträge investiert – für die EU ergibt das astronomische Summen, die alljährliche Mondlandungen der ESA locker finanzieren könnten. Dabei wissen wir, dass Schönheit ebenso von innen kommt. Doch wie können wir auch diese Quelle nutzen? Hier die Grundlagen zum Aufblühen.

Äußerlich aufblühen – so geht's!

Sie kennen Menschen, die lustlos und stumpf daherkommen. Das Gesicht wirkt eingefallen. Vielleicht durchaus hübsch, aber ohne Sexappeal, ohne Aura. Umgekehrt gibt es weniger hübsche, die sehr attraktiv wirken, spannende Menschen eben. Und genau diese Spannung und Anziehungskraft können Sie in sich erwecken. Das erste Geheimnis liegt in Nackenwirbelsäule und Kopfpositionierung: Der Kopf sollte wie eine Kugel auf einem Stab balanciert werden. Kippt er ein bisschen nach hinten, müssen die vorderen Halsmuskeln ziehen wie verrückt, um die Balance zu halten. Die Augenlider schließen sich ein bisschen, der Blick wirkt müde bis schläfrig. Der Knick im Genick wirkt so als doppelter Faltenförderer: Er vermindert einerseits den Zug der Kopfhaut über dem Schädel: zu wenig Länge, zu viel Haut. Als wäre sie eine Nummer zu groß, schlabbert sie über die Stirn und drückt auf Brauen und Augenlider. Andererseits erhöht der Knick den Tonus im vorderen Halsbereich. Der bezaubernde rechte Winkel zwischen senkrechtem Hals und waagrechter Hals-Kinn-Linie erschlafft zum profillosen Doppelkinnansatz. Die mangelnde Spannkraft spürt und sieht man bis ins Dekolleté.

Schweben statt knirschen

Die Spannungsgeschichte im Gesichts- und Halsbereich ist überaus delikat und wird im nächsten Kapitel vertieft. Zur wirkungsvollen Optimierung gehört ganz entscheidend auch die korrekte Kiefer- und Zahnstellung. Nein, das ist nicht Sache Ihres Zahnarztes. Neueste Studien belegen, dass Sie selbst viel mehr Einfluss auf Kiefer und Gebiss haben, als bisher angenommen wurde. Die strahlendsten Zähne helfen nicht, wenn sie im Schlaf zerknirscht werden. Der Kiefer ist stressanfällig und beginnt nachts, die gestauten Aggressionen zu zermahlen. Früher waren die Zähne Jagdutensil und Verteidigungswaffe – das ist genetisch in uns drin und wird uns im zarten Alter von zwei Jahren konsequent und berechtigterweise abgewöhnt. Der Kiefer kann aber nicht aus seiner Haut raus und knirscht trotzdem. Knirschen hat einen psychischen Hintergrund – und fördert Zahnverschleiß, Verspannungen und unschöne Hamsterbacken, auch weil die Kiefermuskeln zu den stärksten des Körpers gehören. Es gibt gute Strategien, den Kiefer von seinem isolierten Einzelkämpferdasein zu entlasten. Neben Stressabbau ist Know-how entscheidend: Haben Sie gewusst, dass sich obere und untere Zahnreihen nur beim Schlucken berühren? Das Zauberwort heißt Schwebelage:
Halten Sie bei locker geschlossenen Lippen die Zahnreihen immer mit einer Bleistiftdicke Abstand voneinander. Das belebt und strafft die Haut im unteren Gesichtsbereich und entlastet das Kiefergelenk. Gehen Sie nun mit dieser Schwebelage des Unterkiefers an die Optimierung Ihres Gesichtsausdrucks.

> Gott gab Dir ein Antlitz, lächeln musst Du selbst.
>
> *(Irisches Sprichwort)*

Übung: Aufblühen mit Charisma

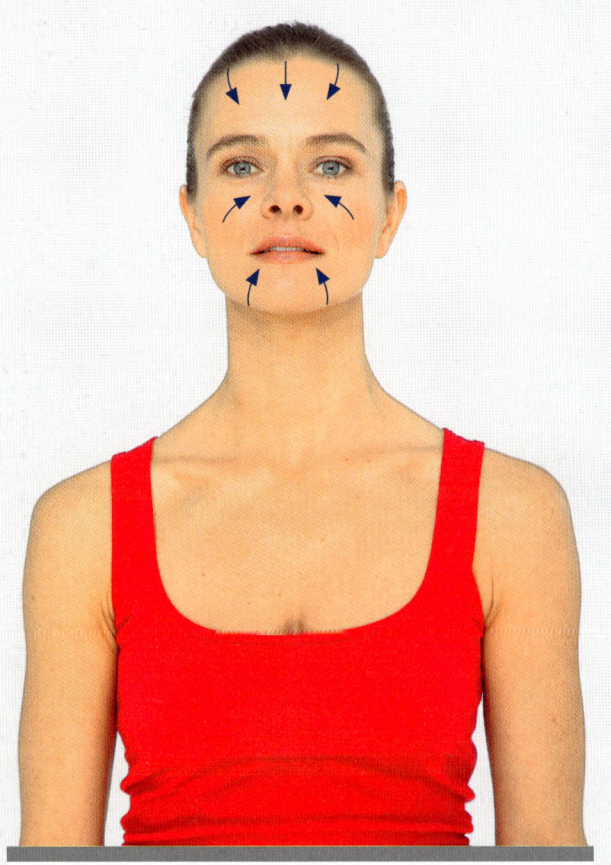

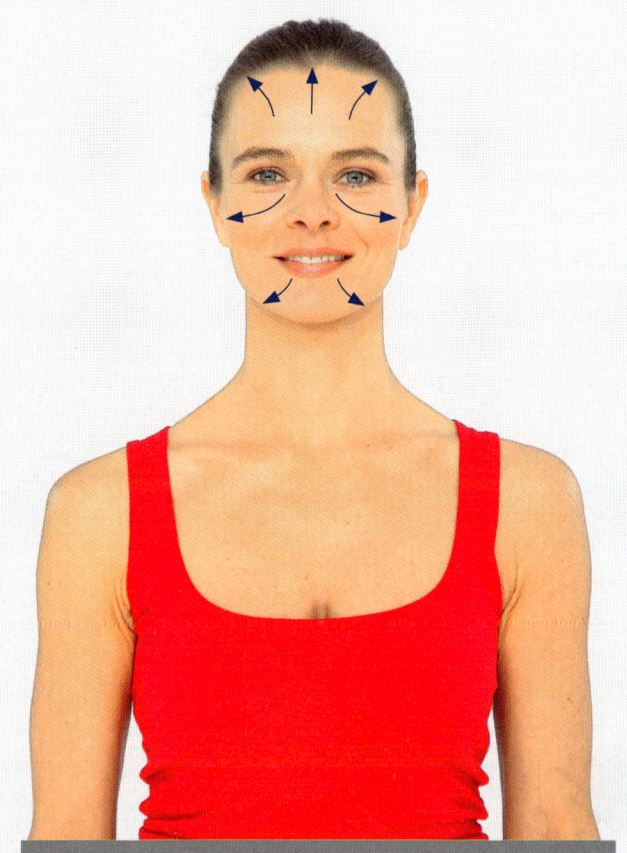

⊖ **Komatös:** Der stumpfe Gesichtsausdruck zeugt von mangelnder Spannung, schlaffen Muskeln und einer Haut, die mindestens eine Kleidernummer zu groß ist. Die Augen verkleinern sich, die untere Gesichtshälfte verliert an Kontur.

⊕ **Erstrahlend:** Die Aufrichtung zu voller Größe und die entspannte, dynamische Kieferhaltung verleihen ein strahlendes Aussehen, vermitteln Wachheit, Ausdruck und Charisma. Die Muskulatur im Nacken-, Gesichts- und Kieferbereich ist aktiv, ohne verspannt zu wirken.

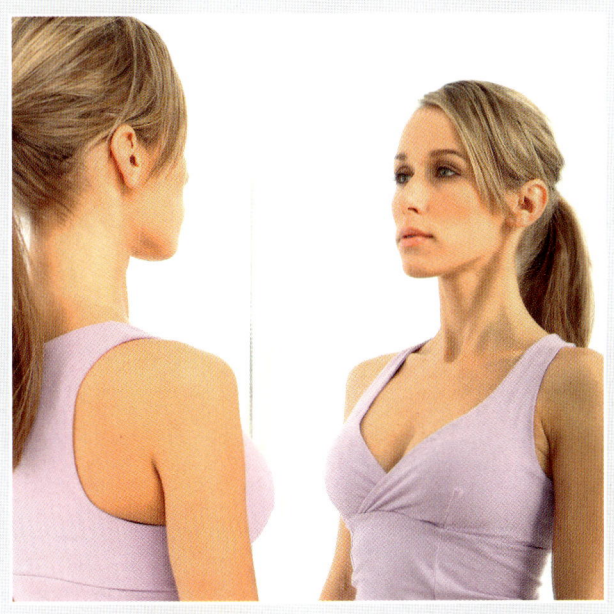

START

» Stellen Sie sich vor den Spiegel, vorerst absichtlich mit wenig Spannung in Gesicht und Körper. Beginnen Sie mit der korrekten Kieferstellung in Schwebelage. Die Lippen sind leicht geschlossen, obere und untere Zahnreihen berühren sich nicht. Die Zunge drückt sanft gegen den Gaumen.

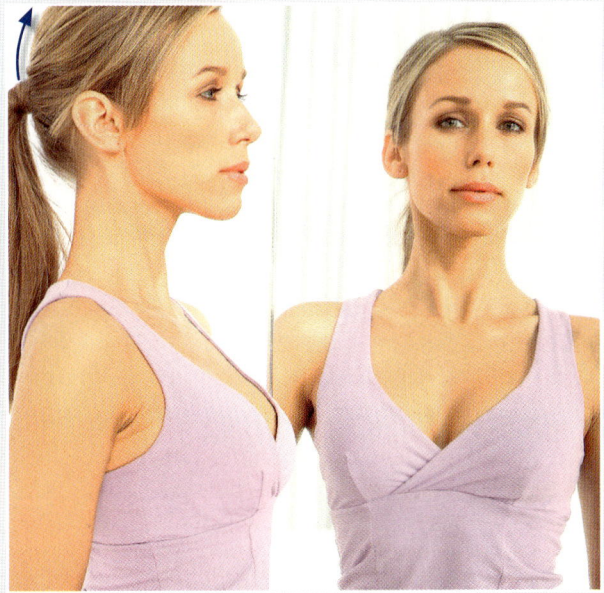

AKTION

» Wachsen Sie mit dem Scheitel nach oben in Ihre ganze Länge. Stellen Sie sich vor, Sie seien eine Wasserträgerin, die den Krug auf dem Kopf balanciert. Der Kopf steht zentriert über dem Körper, Schultern und Brustkorb sind entspannt. Rollen Sie nun den Kopf leicht ein, indem Sie ihn um die horizontale Achse von Ohr zu Ohr drehen. Mit dieser Bewegung wird der Nacken lang, das Hinterhaupt steigt leicht nach oben, die Nasenspitze nach unten. Fühlen Sie die belebende Dehnspannung.

> **Notiz** Im Hals darf kein Druckgefühl entstehen. Wenden Sie nicht bewusst Kraft an, sondern aktivieren Sie sanft Hals- und Nackenmuskulatur. Beobachten Sie, was mit den Augen geschieht: Sie werden wacher und größer. Lassen Sie den Atem fließen.

Im Alltag

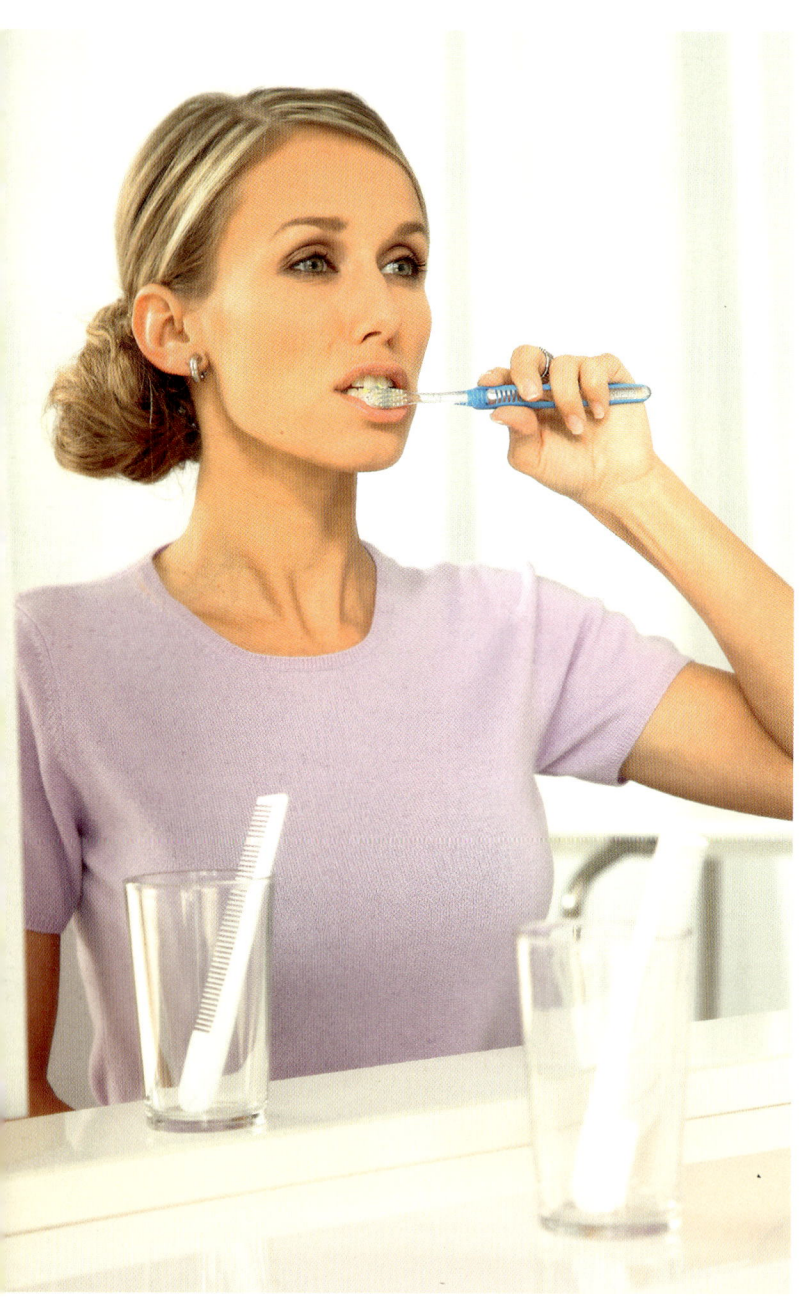

Zähneputzen: Das 3-Minuten-Lifting

» Verwandeln Sie den banalen Reinigungsprozess in eine Wellnesspause für die ganze Kopfregion: Spannen Sie sich auf, lassen Sie den Nacken lang werden und „dynamisieren" Sie den Mund. Fühlen Sie, wie sich die Kopfhaut im oberen Gesichtsbereich spannt und die Augen öffnet. Ein möglichst rechter Winkel zwischen senkrechter Hals- und waagrechter Kinnlinie strafft die Gesichtshaut unterhalb der Augen. Die aktivierten Zungenbeinmuskeln straffen zudem die Haut über dem Kinn und verleihen Kinn und Hals eine formschöne Kontur.

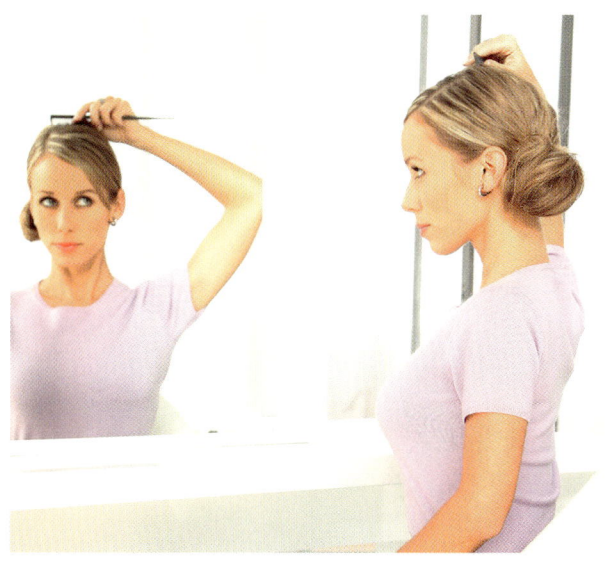 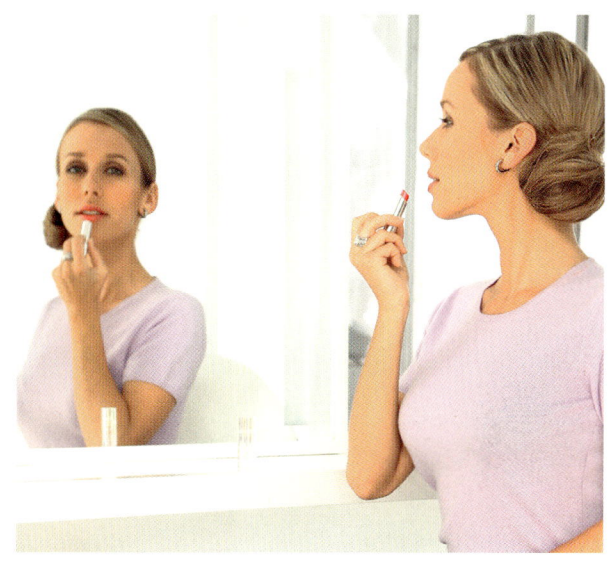

Kämmen: Mit Haut und Haar schön

» Wenn Sie Ihren Hinterkopf frisieren, lassen Sie ihn mit jedem Kamm- oder Bürstenstrich gegen den Druck nach hinten oben steigen. So orientieren sich die einzelnen Segmente der Nackenwirbelsäule nach oben wie strebsame Bergsteiger an einem Seil. Das gibt die erwünschte Dehnspannung, die das „Hautkleid" im Gesichts- und Kopfbereich sichtbar strafft. Achten Sie darauf, dass Sie dabei nicht übers Ziel hinausschießen und Druck im vorderen Halsbereich aufbauen – das fördert ein unerwünschtes Doppelkinn!

Lippenstift: Nie mehr verbissen

» Tragen Sie Ihren Lippenstift mit gelebter Sinnlichkeit auf. Die Lippen sollen voll und in entspannter Lebhaftigkeit sein. Lippen und Mund sind das Activity-Center schlechthin. Schon Babys können ohne Übung saugen und schlucken wie die Weltmeister: Zähnepressen ist jedoch Überaktivität und macht die Lippen dünn und faltig, was verbissen wirkt. Erinnern Sie sich beim Lippenschminken immer an die Vorzüge der Schwebelage. Entspannt hängender Unterkiefer ohne Zahnkontakt bei geschlossenen Lippen.

Tipps & Tricks

Medizin
Gesichter und Geschichten

Vorsicht! Ein Zuviel des Guten (Fischlippen, Michael-Jackson-Nase) lässt das Gesicht kippen und künstlich wirken. Weniger ist mehr.

» Erstens: Ihr Gesicht ist ureigener Ausdruck Ihrer Persönlichkeit. Zweitens: Sie möchten Ihr Gesicht verändern? Das ist Ihr gutes Recht. Drittens: Schönheit kommt von innen und von außen. Nichts ist schlimmer als ein jung geliftetes Gesicht mit Geierhals und Witwenbuckel. Eine aufrechte, selbstbewusste Kopfhaltung und das Leuchten der Augen kommen ganz klar von innen. Hautpflege, Botox und Schönheitshilfe mit dem Skalpell kommen von außen. Das kleine Einmaleins: Machen Sie Hautreinigung und Pflege zu einem täglichen Ritual. Verwenden Sie dabei nur hochwertige Produkte, z. B. Biokosmetika. Konsequenter Schutz vor UV-Strahlen verhindert eine Haut wie bei einem Schrumpfapfel. Für Botox, Laser und Skalpell gilt: Wenn es wenig auffällt und gut wirkt, dann war ein Profi am Werk.

Fitness
Bewahren Sie kühlen Kopf

Entspannen Sie im Training immer wieder bewusst Ihr Gesicht, das wirkt nach innen motivierend und nach außen souverän.

» Der Kopf führt – der Körper folgt. So bleibt die Verbindung zwischen Kopf und Rumpf optimal, auch während komplexer und schneller Bewegungsabläufe. Körper und Geist finden zu einem gelebten Miteinander. Kopfhaltung und Mimik beeinflussen entscheidend die Körperkoordination. Die Augenmuskeln arbeiten schnell und präzise, das Gleichgewichtsorgan steht im Lot, Kiefer und Gesicht bleiben entspannt, der Nacken ist lang und offen. Scheitel und Ohr befinden sich in der Verlängerung der Wirbelsäule, die Lippen sind tonisiert, die Zunge am Gaumen, der Blick geradeaus gerichtet. Sie wirken wach, offen und sympathisch. Die Atmung kann frei fließen und unterstützt die Qualität Ihrer Bewegungen. Die Schultern bleiben locker und breit aufgespannt.

» Bis Mitte der 90er Jahre galten Regeln, die heute amüsieren: Schwarze Töne in Gesichtsnähe machen hart. Überschulterlange Haare bei über 45-Jährigen wirken ungepflegt. Perlmuttfarbener Lidschatten auf reifer Haut wirkt billig. Eigenartig, dass die meisten Einschränkungen ältere Frauen betrafen. Ab wann beginnt denn dieses „ältere" und „reifere" Leben? Sieht Tina Turner ungepflegt und billig aus? Wirken junge Frauen nie ungepflegt und billig? Solche Verallgemeinerungen haben ausgedient, ebenso Modediktate und In- und Out-Listen. Heute unterscheidet die Mode nach Stil-, Themen- und Zielgruppen. Das Individuelle zählt, das Ich-Styling. Welches Bild zeige ich von mir, wie gestalte und präsentiere ich mich? Welche Wirkung will ich erzielen? Sogar wenn Schminke und Kleidung für mich völlig unwichtig sind, ist das ein Bekenntnis. Man kann nicht nicht-gestalten. Wirkung ist immer da – ob Sie es wollen oder nicht.

Fashion
Schönheit fürs Gesicht

Die bewusste Auseinandersetzung mit sich selber, mit der Ich-Gestaltung lohnt sich – der direkteste Weg zu mehr Authentizität und Charisma.

» „… wer ist die Schönste im ganzen Land", will im Märchen von Schneewittchen die eitle Königin von ihrem hellsichtigen Spiegel wissen. Äußere Schönheit reicht selten aus, um eine tiefe seelische Verbindung mit einem anderen Menschen und mit sich selbst einzugehen.
Das Gesicht ist das Ergebnis der Beziehungen zu sich selbst, zu anderen und zum Leben. Die Grundform ist angeboren, aber der Ausdruck gestaltet sich einerseits durch das Wechselspiel mit dem Außen, andererseits durch die unbewussten seelischen Inhalte mit ihren Potenzialen und Schattenseiten. Das „Unbekannte" in uns sucht nach Ausdruck und formt auf einzigartige Weise unser Gesicht sowie unsere eigene Einstellung dazu. Je nach psychischem Zustand finden wir uns schön oder hässlich, erkennen wir uns oder sind uns fremd. Mit einer liebenden Einstellung können wir ein Gesicht tiefer erfassen und sehen.

Psychologie
„Spieglein, Spieglein an der Wand…"

Schneiden Sie Grimassen! Lächeln Sie sich zu! Nehmen Sie eine andere Haltung ein. Schauen Sie mit Offenheit, Akzeptanz und Respekt in den Spiegel. Lassen Sie sich Ihre Geschichte erzählen.

Hals & Nacken

Der Nacken ist das hochsensible Transatlantik-Kabel der Körperkommunikation.

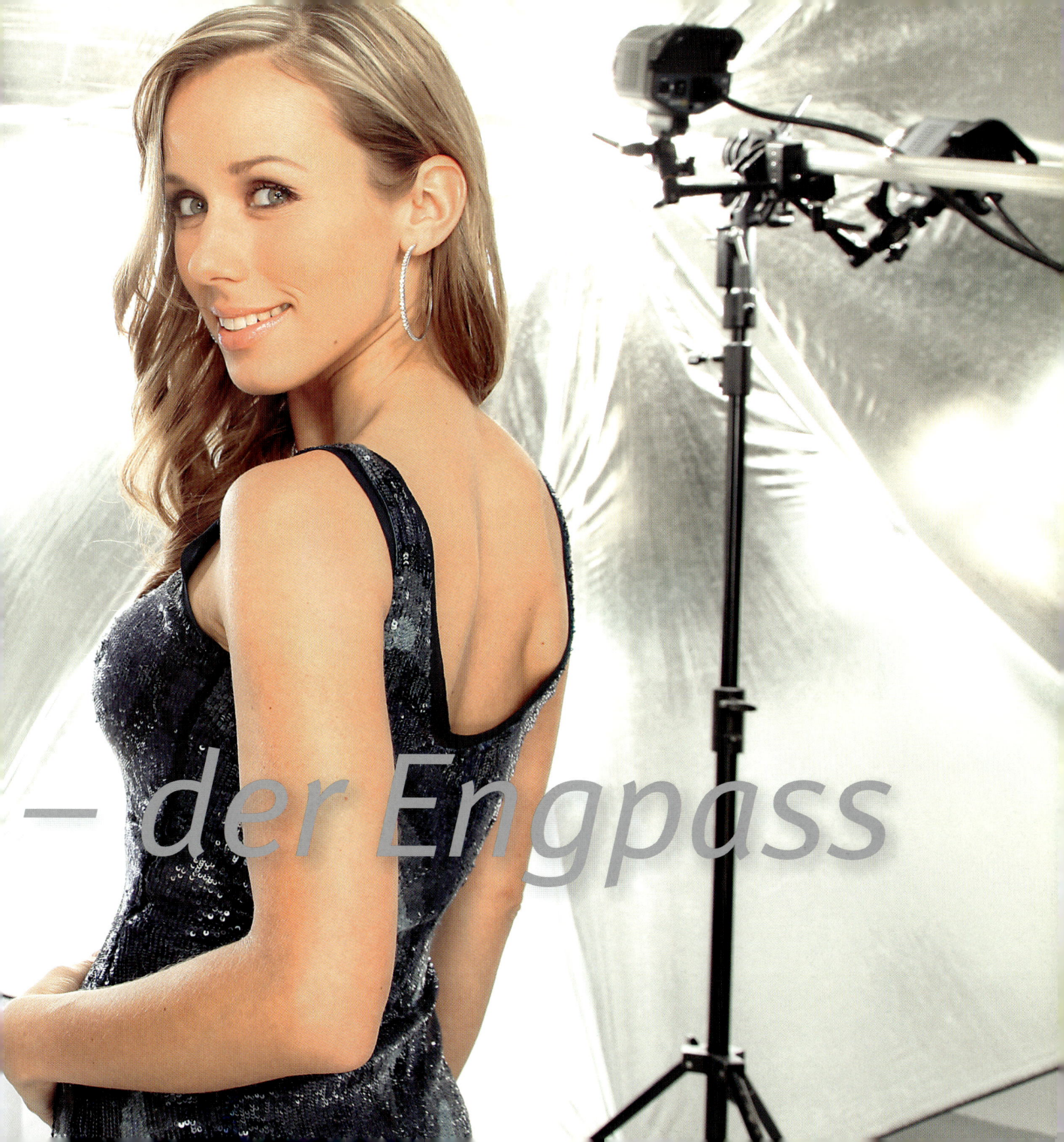
– der Engpass

Bitte wenden – aber richtig!

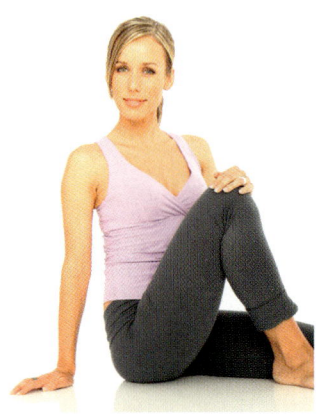

„Lassen Sie die Energien fließen. Die bewusste Aufrichtung des Nackens ist ein Erlebnis! Sie fühlen sich leichter, wacher und vermitteln Grazie und Präsenz: Das kommt gut an!"

Der Homo sapiens ist die einzige Spezies von bisher zwölf bekannten Artgenossen der Gattung Homo, die nicht ausgestorben ist. Interessant, denn kriegerisch und ökologisch arbeitet er täglich emsig an seinem Untergang. Was also ist es, das ihn gegenüber Neandertaler, Erectus und Co. so resistent macht? Möglicherweise steht der Nacken im Zentrum dieser Überlegenheit, und das sollte uns brennend interessieren. Denn genau diese Hals-Nacken-Region ist die eigentliche Achillesferse des menschlichen Körpers. Aber jetzt mal schön der Reihe nach.

Dank Dehnspannung überleben

Der Nacken ist der Engpass des Körpers, am hochsensiblen Übergang zwischen der Steuerzentrale Kopf und dem Betriebssystem Körper. Luft- und Speiseröhre, Wirbelsäule und Rückenmark, Arterien, Venen und die gesamte Nervenversorgung zwischen Gehirn und Körper passieren diesen Engpass. Dazu kommt der Kehlkopf mit den Stimmbändern, Muskeln, Sehnen und Bandstrukturen. Fehlhaltungen der Halswirbelsäule bleiben deshalb nie ohne Folgen. Um dem Knick im Genick Paroli zu bieten, haben wir im vorherigen Kapitel die Dehnspannung als A und O mit unzähligen erfreulichen Nebenwirkungen definiert. Auch der Neandertaler, um auf ihn zurückzukommen, befleißigte sich der Dehnspannung. Aber was er weniger gut konnte, kostete ihn mutmaßlich das Leben: Er war schlecht in der Lage zu fliehen und sich gleichzeitig umzuschauen. Zugegeben, es klingt banal, aber so ist das Schicksal oft: Kennen Sie ein Tier, das sich auf der Flucht umschaut, um den Verfolger zu beobachten und auszutricksen? Hasen tricksen aus, aber sie schauen sich nicht um. Alle rennen um ihr Leben, entscheidend ist Geschwindigkeit und Kondition. Doch Homo sapiens sah sich zwecks cleverer Planung um – und überlebte langfristig.

Geierhals und Tinnitus? Nein danke!

Die Halswirbelsäule besteht aus sieben grazilen, rundlichen Wirbelsegmenten. Sie sind drehfreudig, solange sie Platz dafür haben. Das benötigt Aufrichtung mit Köpfchen. Ist diese nicht gewährleistet, gibt's Probleme. Bei vielen Menschen ist der Kopf nach vorne verlagert, ruht nicht mehr zentriert über dem Körper. Rundrücken und eingeschränkte Kopf-Körper-Versorgung sind die Konsequenz. Im noch ungünstigeren Fall ist der Kopf zusätzlich in den Nacken gezogen, was einen unschönen Geierhals bewirkt. Wird nun das vorverlagerte Kinn in einem Korrekturversuch nach hinten gezogen, wird die vordere Halspartie gestaucht. Nun passt gar nichts mehr: Die Stimme ist gepresst, die Atmung eingeschränkt, die Sinnesorgane haben schlechten Empfang und die Systeme stocken. Auswirkungen sind Schnarchen, Schlafapnoe (nächtlicher Atemstillstand), Schwellungen im Gesicht am Morgen, Tinnitus, Seh- und Hörstörungen, Kopf-, Schulter- und Nackenschmerzen und viele andere Beschwerden, die Patienten und Ärzte vor Rätsel stellen. Dabei wäre mit der konsequenten Aufrichtung des Homo sapiens ein Großteil der Beschwerden eliminiert. Er könnte sich wieder umschauen, ohne an den Bandscheiben zu scheuern. Und er sähe obendrein toll aus.

Werden Sie nun zum Wendehals, üben sie aktive Dehnspannung mit dynamischer Umschau für edle Haltung, eine klangvolle Stimme, fließende Systeme und als Grundlage für den weiteren Evolutionsschritt weg vom Neandertaler, hin zu Homo lifestylensis!

> Haltung lässt sich leichter bewahren als wiedergewinnen.
>
> *(Thomas Paine, britisch-amerikanischer Publizist, 1737–1809)*

Übung: Die Inspiration

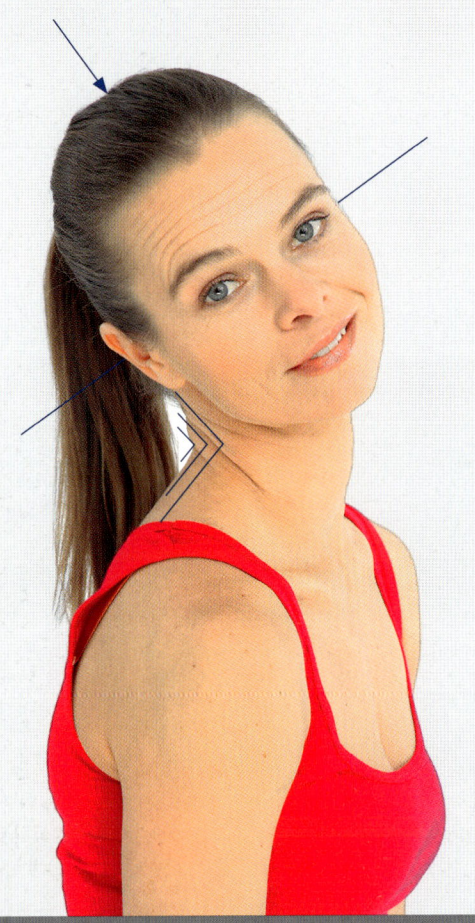

 Geierhals: gesundheitlich fatal, ästhetisch fragwürdig. In der Modewelt und ihren Zeitschriften sind solche Schnörkel nicht nur verbreitet, sondern gefragt. Der geknickte Nacken symbolisiert weibliche Schwäche. Aber wer will das eigentlich?

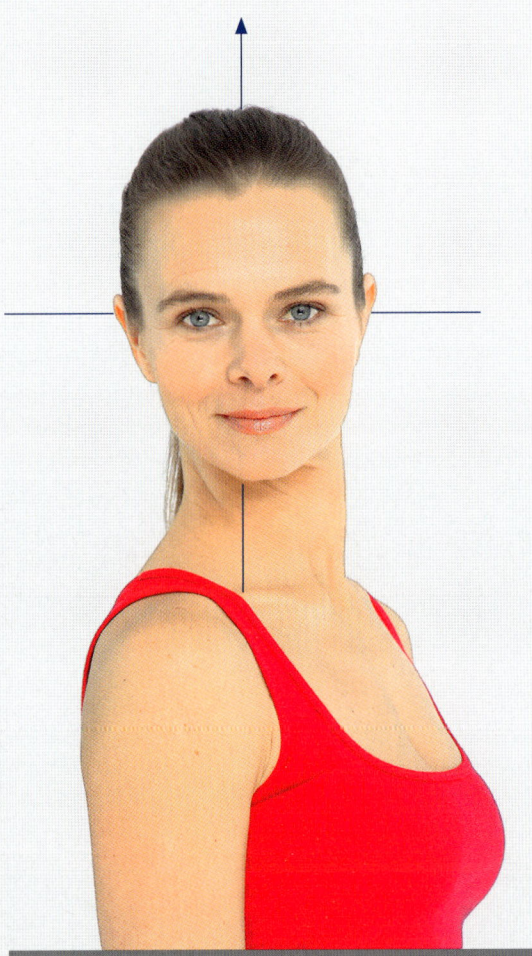

➕ **Naturlifting:** Der Nacken ist befreit. Umsicht, Wachheit und Grazie sind im Einklang. Gesundheit geht nicht auf Kosten von Schönheit – und umgekehrt schon gar nicht. Der neue Lifestyle inspiriert durch ständige Entwicklung zu Ihrer Bestform.

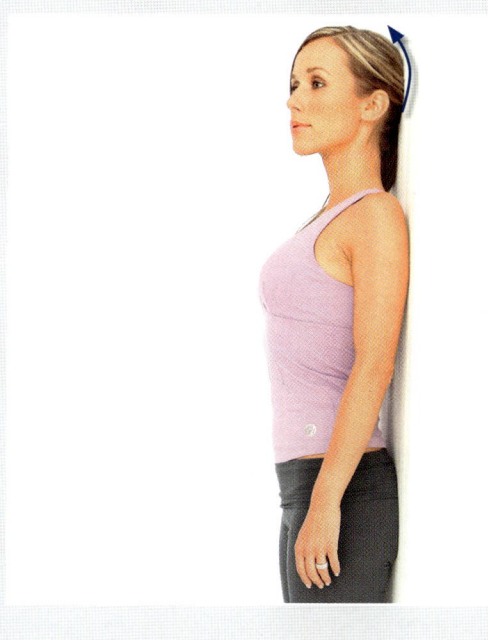

START

» Stellen Sie sich in einen Türrahmen, um die korrekte Ausgangsposition in Dehnspannung zu üben. Fersen, Po, Schultergürtel und Hinterkopf berühren die Wand. Gleiten Sie nun mit dem Hinterkopf etwas die Wand empor. Unterkiefer in Schwebelage, rechtwinklige Hals-Unterkiefer-Linie.

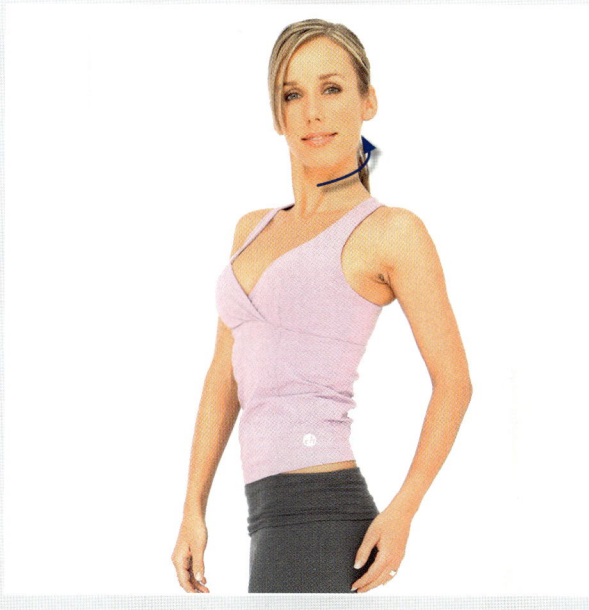

AKTION

» Stellen Sie sich nun mit Dehnspannung hin, bleiben Sie locker, ohne an Länge zu verlieren. Drehen Sie den Kopf langsam zu einer Seite. Erst bewegt sich nur der Kopf, dann folgt der Oberkörper langsam nach. Gehen Sie zunächst nicht an die Grenze des Möglichen, sondern wieder zurück in die Ausgangsposition. Danach drehen Sie zur anderen Seite. Mit der Zeit können Sie den Radius vergrößern. Denken Sie an Mister Spock: Das spitze Ohr führt die Bewegung an, der Oberkörper folgt.

> Notiz Bleiben Sie trotz Dehnspannung locker: Keine verschluckten Besenstiele – kein Atemstillstand. Inspirieren Sie sich, indem Sie sich vorstellen, dass eben ein Traummann hinter Ihnen zur Tür hereinkommt. Wenden Sie sich ihm mit Grazie zu!

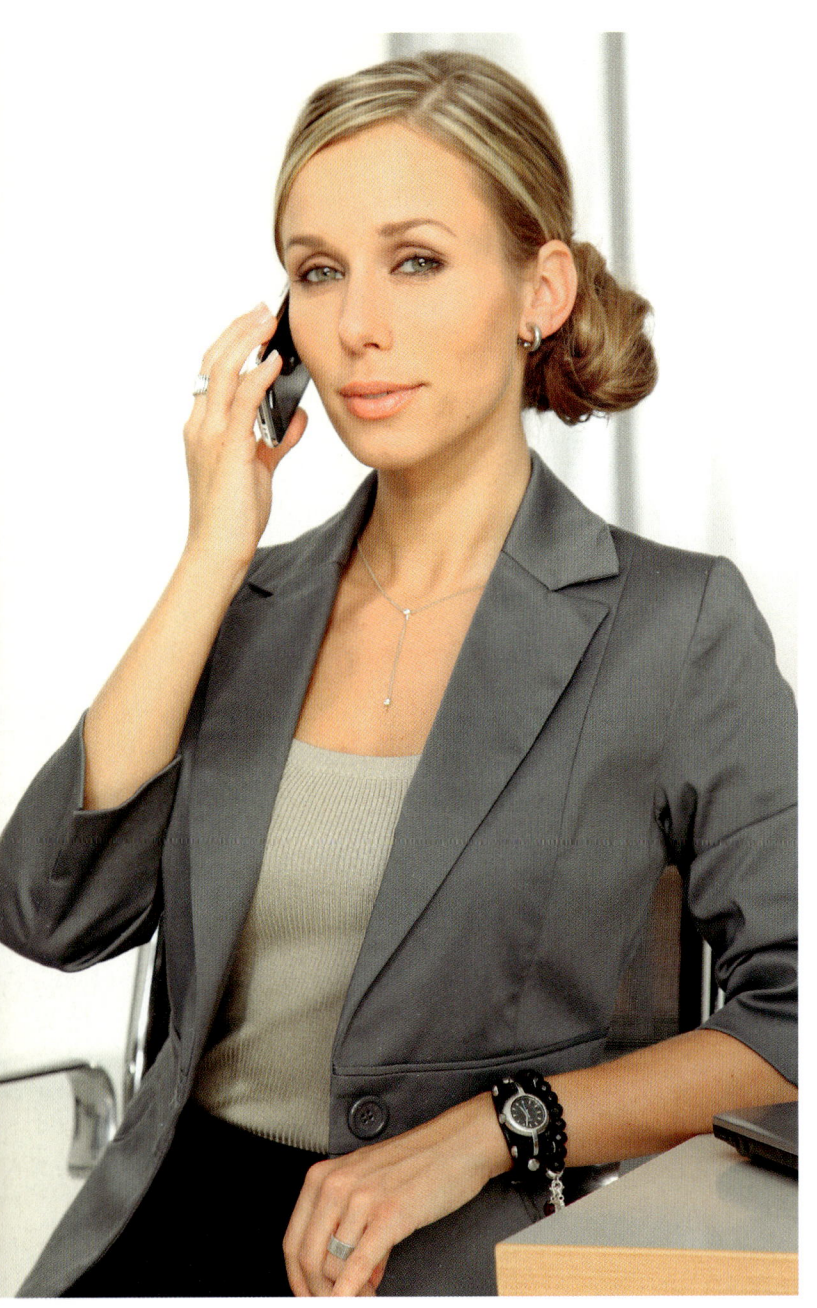

Im Alltag

Telefonieren: Training mit Handy

» Gewöhnen Sie sich beim Telefonieren an, den Nacken lang zu machen, auch hier wieder ohne Doppelkinn oder gestauchten Hals. Das wirkt sich für Ihren Zuhörer wohltuend auf Ihre Stimme aus, die klangvoller wird. Der Kehlkopf hat Platz, die Stimmbänder können ungehindert schwingen. Gerade am Telefon, wenn visuelle Kontakte fehlen, können Sie so entscheidend punkten. Wer kennt nicht die betörende Wirkung einer sexy Stimme, die neugierig macht auf den Menschen, dem sie gehört?

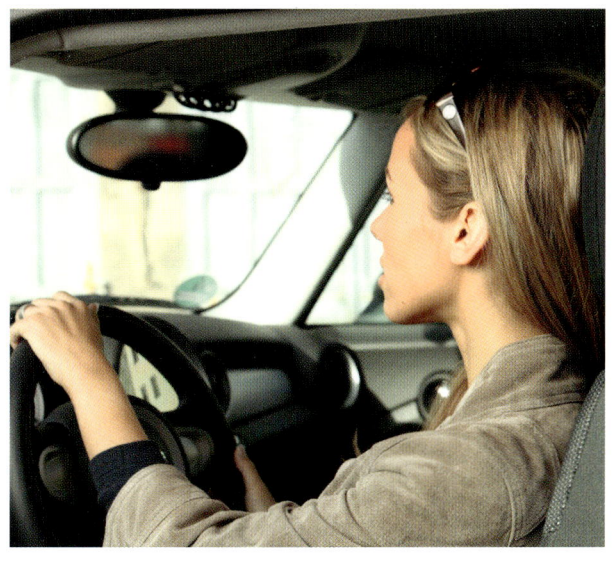 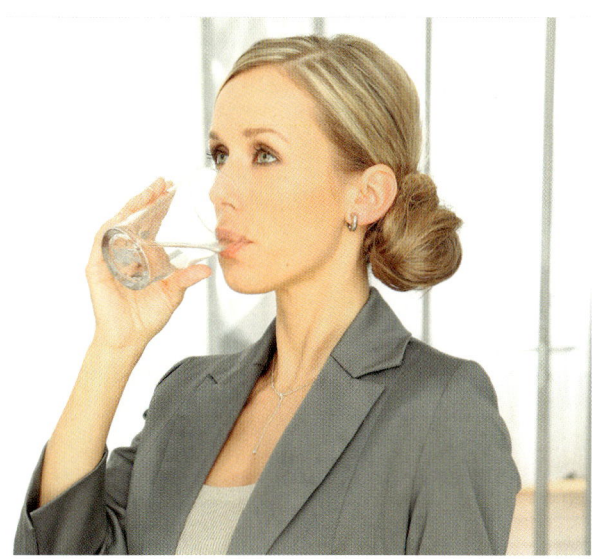

Autofahren: Mit doppelter Rücksicht

» Umsichtige Autofahrerinnen nutzen Innen- und Außenspiegel routinemäßig oft. Tun Sie es ab heute mit aktivierter Dehnspannung – für Sicherheit und Schönheit. Beim Blick in den Rückspiegel lassen Sie den Hinterkopf leicht an der Nackenstütze emporgleiten, das rechte Mister-Spock-Ohr dreht leicht nach hinten oben – die perfekte Dehnspannung ist hergestellt. Tun Sie dasselbe mit links: Beim Blick in den Außenspiegel Dehnspannung aufbauen und das linke Ohr spockmäßig die kleine Drehbewegung ausführen lassen.

Trinken: Zum Wohl für Bandscheiben

» Genügend Wasser zu trinken ist gesund – und ab heute noch gesünder: Im hektischen Alltag wird das Getränk oft achtlos samt dem Nacken nach hinten gekippt. Der Knick im Genick ist Stress pur für die feinen Bandscheiben der Halswirbelsäule. Nun kommt das befreiende Meisterstück: Beugen Sie trinkend und mit Dehnspannung die Hals- und Brustwirbelsäule nach hinten, ohne zu stauchen. Zuerst Dehnspannung aufbauen, danach die Rückbeuge auf alle Wirbel gleichmäßig verteilen. Das ist bereits höheres Yoga!

Tipps & Tricks

Medizin
Der Knick im Genick

Der aufrecht-offene Nacken ist ein Geheimtipp bei Schleudertrauma, Schnarchen, nächtlichen Atemaussetzern und Kloßgefühl im Hals.

» Die Halswirbelsäule ist auf lockeren Schwung und Achsen-Stabilität angewiesen – bei der afrikanischen Wasserträgerin eine Selbstverständlichkeit, bei uns eine Rarität. Die Folgen des geknickten Genicks: Überlastete Wirbelgelenke, Nackenschmerz, Muskelverspannung und Spannungskopfschmerz. Nicht jeder Tinnitus rührt vom Nacken her, aber oft besteht ein direkter Zusammenhang. Gestresste Bandscheiben führen zu ausstrahlenden Schmerzen in den Armen. Verminderter Blutfluss und Überreizung erzeugen ebenfalls Schwindel, Tinnitus und Augenflimmern. Die Stimme klingt flach und heiser. Kurzum: Ein geschmeidiger Nacken hilft gegen „Hartnäckigkeit", vermittelt jugendliche Ausstrahlung und neues Wohlbefinden.

Fitness
Trainieren mit Schwanenhals

Im Training bleibt der Nacken samt Halsmuskulatur weich, lang und offen – Schwanenhals eben!

» Die Halswirbelsäule ist geschaffen für Kopfbewegungen in alle Richtungen. Der offene Nacken bietet hierfür Stabilität, freie Zirkulation und neurologischen Austausch zwischen Kopf und Körper. Konzentrieren Sie sich bei Übungen in Rückenlage auf die Entspannung im Hals-Nacken-Bereich. Lassen Sie beim Ausatmen mithilfe der Schwerkraft den Nacken gegen den Boden sinken. Das Kinn zur Brust zu pressen ist strengstens verboten. Der Hals wird dadurch überstreckt, es entsteht zu viel Spannung. Im Stehen signalisiert ein offener Nacken Aufmerksamkeit und erhöht die Reaktionsfähigkeit auf innere und äußere Einflüsse. Der Blick bleibt entspannt nach vorn gerichtet, die Energien können frei fließen. Auch bei Stützpositionen und großer Anstrengung bleibt der Nacken linientreu in der Verlängerung der Wirbelsäule.

» Hals und Nacken sind reizvolle sekundäre Geschlechtsmerkmale. Man erinnere sich an Vermeers Damenportraits, von schräg hinten in relativ dunkel gehaltenen Farben gemalt. Das Auge des Betrachters wird durch den Lichteinfall von oben akkurat auf den entblößten Frauennacken geführt. Welch entzückende Anmut und gleichzeitig Verletzlichkeit doch in dieser Körperregion steckt! In Vollendung wird diese Verletzlichkeit durch die tiefe Verbeugung ausgedrückt. Ein solide gebauter und eher kurzer Hals lässt einen Menschen kraftvoll wirken. Oft kaschieren Menschen ihr Doppelkinn mit engem Rollkragen oder würgen sich mit geknoteten Tüchern. Ein netter V-Ausschnitt wäre für alle Beteiligten beglückender. Er zieht die gedrungene Körperpartie in die Länge. Ebenmäßige Haut und ein wohlgeformter Brustansatz sind eine Augenweide.

Fashion
Prinzessin Olala

Gecremt wird übrigens immer von vorne nach hinten inklusive Dekolleté, weil so die Muskeln tonisiert und der Hals gestrafft wird.

» … spricht die Heilerin in der japanischen Geschichte „Der Kragen des Bären" zur Frau, deren Mann in tiefem Zorn aus dem Krieg heimkehrte. Die Geschichte erzählt uns, wie wir mit dem Zorn im eigenen Inneren und dem eines anderen Lebewesens umgehen sollen. Die liebende Frau muss sich zunächst in unbekanntes Territorium begeben und einen schwierigen Berg besteigen. So kann sie alte Hassgefühle und Unruhe hinter sich lassen. Anschließend füttert sie jeden Tag geduldig und in tiefem Respekt den Bären, woraufhin er ihre Liebe erwidert. Sie darf ihm endlich ein Nackenhaar entreißen und es zur Heilerin bringen, die es ins Feuer wirft. Die Heilung besteht in der praktischen Anwendung des Erkannten, nicht in der einmalig erworbenen Erkenntnis selbst.
Unsere Wut nistet sich über die Jahre im Nacken ein und lässt ihn erstarren. Widmen wir uns dem Zorn mit Geduld und Ausdauer, indem wir in Toleranz jede aufsteigende negative Emotion annehmen, so kann sie jeweils besänftigt und gewandelt werden. Die primitivste Wut ist eine Form von Licht. Sie ist im Grunde nichts anderes als pure Energie und kann positiv eingesetzt werden, wenn sie als solche erkannt wird.

Psychologie
„Wir brauchen ein Haar vom Kragen des schwarzen Bären …"

Besuchen Sie regelmäßig Ihren Bären! Nähern Sie sich Ihrem Zorn liebevoll, bezähmen Sie ihn, aber bezwingen Sie ihn nicht.

Beine – das

**Wer im Leben kein Ziel hat,
verläuft sich.**

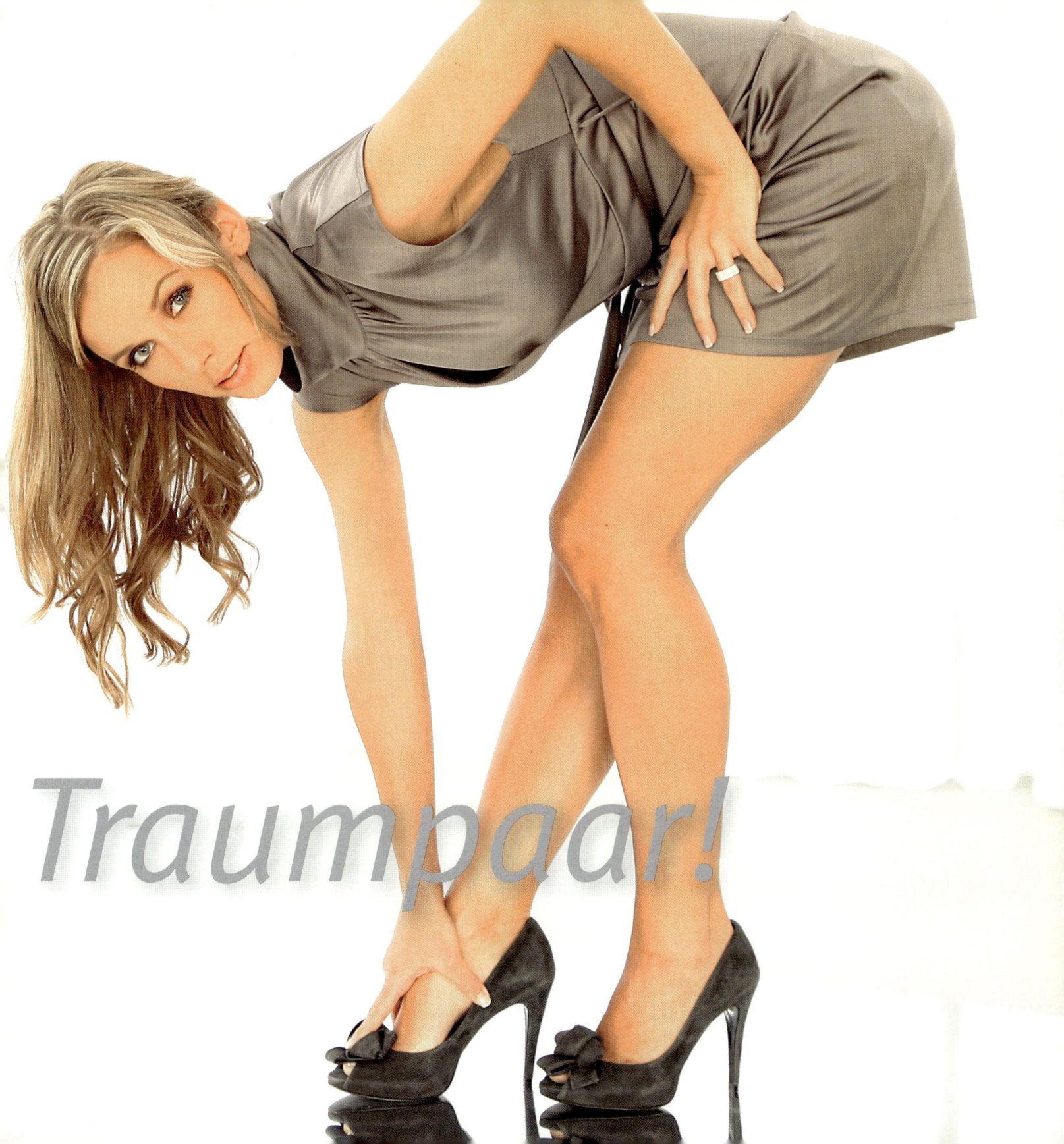

Beine bis zum Himmel

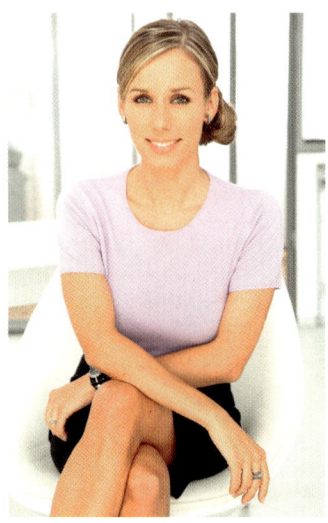

„Beine sind ein Hingucker: Kleine Korrekturen der Beinachsen sehen nicht nur super aus, sie fühlen sich auch gut an – als würden sie in den Himmel wachsen. Wie wär's mit ein paar Extra-Zentimeter zum Nulltarif?"

Schöne Beine sind das Attraktivitätsattribut schlechthin. Dumm nur, dass man sie nicht analog zu schönem Haar einfach wachsen lassen kann! Oder geht's doch? Ja, zumindest in vielen Fällen, denn das menschliche „Laufwerk", von Hüfte bis Zeh, steht oft nicht im Lot. Mit der Aufrichtung und Zentrierung der Beinachsen gewinnt so manche Frau einige Zentimeter Beinlänge – und Hand aufs Bein: Das sieht gut aus und fühlt sich klasse an!

Das Beinachsen-Einmaleins

Mit der Länge ist es aber nicht getan. Gerade sollen die Beine sein, und das beginnt in der Hüfte, wo der Oberschenkel nach außen dreht. Paradox? Nur vordergründig: Kriegen Sie den Dreh raus mit dem Beinachsen-Einmaleins: Das knöcherne Gerüst des Beins besteht von oben nach unten betrachtet aus dem kugeligen Oberschenkelkopf, der sich im besten Fall superstabil und superbeweglich in die Gelenkpfanne des Beckenknochens schraubt. Dann führt der längste menschliche Knochen abwärts, wo Oberschenkel und Unterschenkel das Knie bilden – eine recht heikle Verkehrsinsel, wie wir noch erfahren werden.
Der Unterschenkel führt mit zwei Knochen, dem Schien- und dem Wadenbein, zum Sprunggelenk. Der Rückfuß besteht aus drei massiven, kartoffelförmigen Knochen. Der Mittelfuß besteht aus weiteren vier, etwas zierlicheren Knochen, die das Längsgewölbe des Fußes bilden, und im Vorfuß geht's mit den fünf knöchernen Zehenstrahlen weiter. Die geneigte Leserin merkt: Von oben nach unten werden die Knochen in diesem System immer zierlicher und zahlreicher: 1–2–3–4–5. Da hat sich die Natur etwas ganz Logisches ausgedacht. Wer dieser knöchernen Logik folgt, ist auf bestem Weg zu geraden Beinachsen.

Stabil verzurrt von oben bis unten

Muskeln und Bänder umschlingen die Knochen spiralförmig, vergleichbar mit einem wirkungsvoll angelegten Verband, der stabilisiert ohne einzuschränken. Dabei ziehen aktiv-dynamische Muskeln das Bein in die gerade Position: Sprunggelenk, Knie und Oberschenkelkopf stehen lotrecht übereinander. Die Außendrehung des Oberschenkels und die leichte Innendrehung des Unterschenkels verschrauben das Knie wie ein gut fixierter Drehverschluss. Hat da jemand „autsch" gesagt? Verständlich wär's, aber ein verschraubtes Knie ist kein verdrehtes Knie. Die Verschraubung bewirkt nicht nur gerade Beinachsen, auch die Kreuzbänder schlingen sich, wie ihr Name sagt, überkreuz umeinander und verzurren das Kniegelenk für noch mehr Stabilität beim Gehen, Laufen und Springen. Eine Verdrehung geschieht, wenn die natürlichen Rotationsrichtungen verkehrt herum laufen, also Oberschenkel nach innen und Unterschenkel nach außen drehen. Das ergibt die typische X-Bein-Stellung. Bei O-Beinen ist die Außenrotation meist zu stark – Knie, Unterschenkel und Füße müssen das irgendwie ausgleichen. In beiden Fällen gerät die ganze Beinachse aus dem Lot. Verstärkte Abnutzung, Verletzungsgefahr und spätere Arthrose drohen.

X-Beine sind bei Frauen häufig. Stellt man dieses instabile Hochgebilde nun auf Stilettos, grenzt das schon an grobe Fahrlässigkeit. Also ab vor den Spiegel und ran an die Beinachsen! Mit dem richtigen Dreh am richtigen Ort winken lange gerade Beine, ein edler Gang und gesunde Naturgelenke als Lohn.

> **Stil ist das richtige Weglassen des Unwesentlichen.**
> *(Anselm Feuerbach, deutscher Maler, 1829–1880)*

Übung: Der Raubkatzenstand

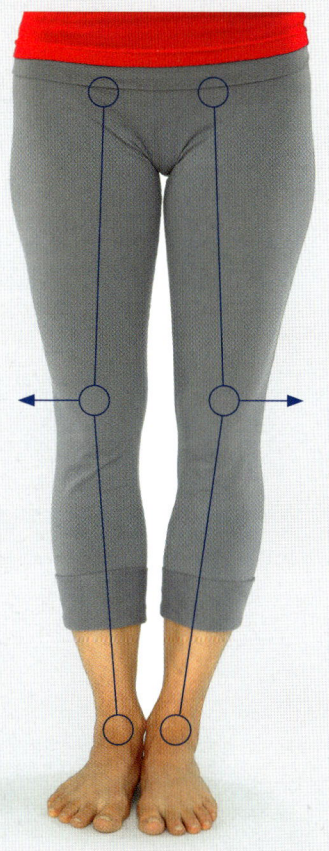

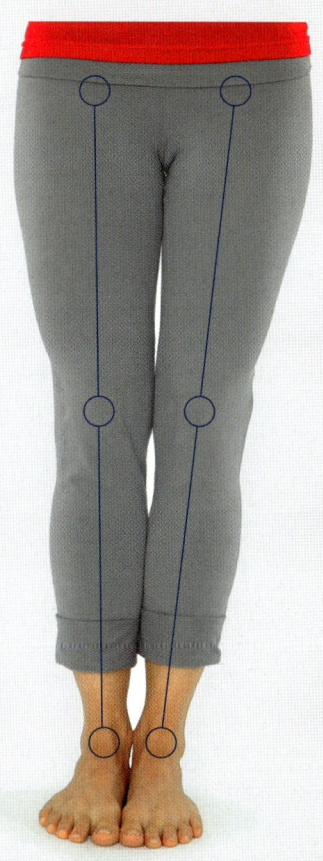

 O-Beine: Die Innenknöchel der Füße berühren sich, nicht aber die Innenseiten der Knie – die typische O-Bein-Stellung. Bei X-Beinen ist es umgekehrt. Die Knie berühren sich, nicht aber die Fußknöchel. Beide Fehlstellungen erfordern eine Begradigung der Beinachsen.

 Achsenstabilität: Schön, gerade, stabil und in maximaler Länge: Gerade Beinachsen bringen nichts als Vorteile. Zudem wirken die Schenkel plastischer und fester, weil die Muskulatur auf Schritt und Tritt richtig arbeitet.

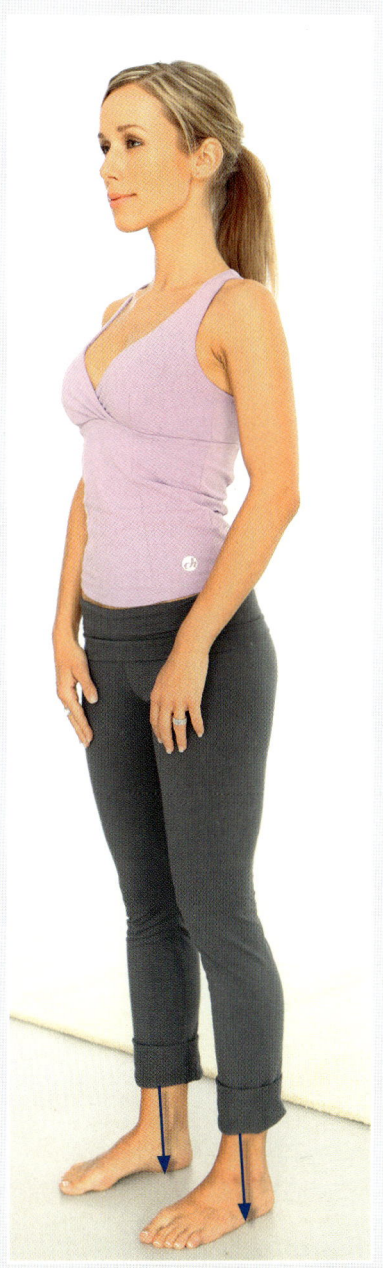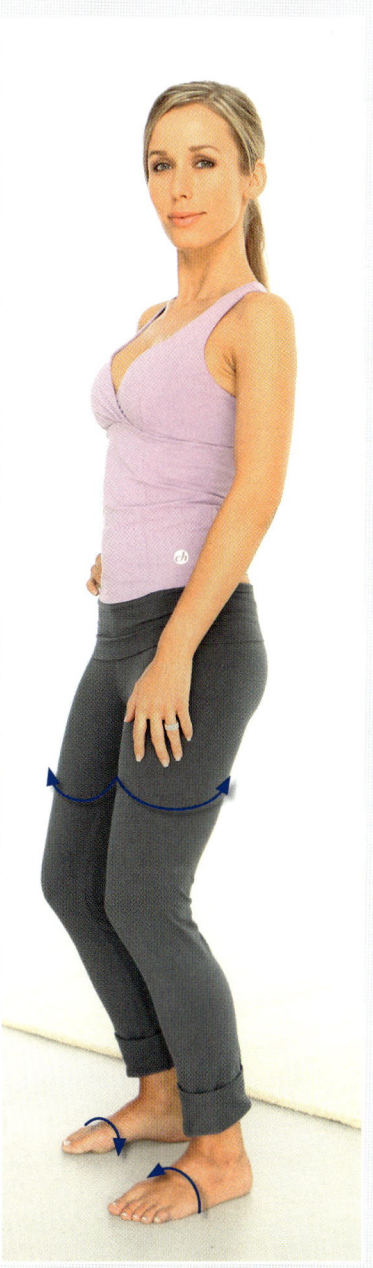

START

» Füße parallel hüftbreit, Kniescheiben gerade nach vorn. Beckenboden und Hüftaußenroller leicht anspannen. Bodenkontakt der Großzehengrundgelenke intensivieren – es entsteht ein spiraliger Spannungsbogen vom Becken bis in die Zehenspitzen.

AKTION

» Senken Sie Ihren Körperschwerpunkt um zehn Zentimeter ab und halten Sie die Knie elastisch wie bei einer Raubkatze. Spannkraft und Muskellänge – darauf kommt es an! Die Beinmuskeln spannen sanft an, während sie gleichzeitig in die Länge gedehnt werden. Aktivieren Sie die Spiralkraft der Beine wie bei einem Tai-Chi Meister. Und jetzt kommen Sie langsam hoch: Die Füße wachsen in den Boden, das Becken gen Himmel – dazwischen Ihre endlos langen Beine.

Notiz Knie nach hinten drücken ist verboten! Das Knie streckt sich, weil die Füße nach unten und die Hüften nach oben ziehen. Zweiter Fehler: zu viel Spannung! Sie wollen die Beine einer Tänzerin, nicht die eines Bodybuilders.

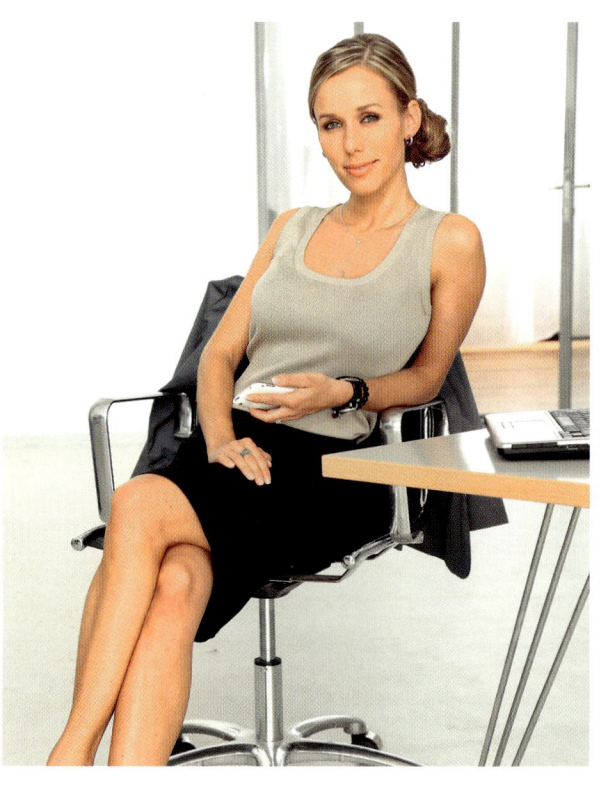

Im Alltag

Stehen: High Noon

» Warten an der Bushaltestelle oder an der Kasse wird Ihre neue Trainingseinheit für gerade Beinachsen: Richten Sie sich zu voller Größe auf und stellen Sie sich Naomi als Cowgirl vor – Hauptsache zwei Colts sind umgeschnallt. Führen Sie nun beide Hände an die imaginären Revolvergriffe und schieben Sie diese sachte aber konsequent nach hinten. Die Oberschenkel drehen mit nach außen, die Großzehen halten den Bodenkontakt. Üben Sie zehnmal täglich, und Sie kriegen den Sheriff-Stern.

Sitzen: Adrett außenrotiert

» Sitzen mit übergeschlagenen Beinen wirkt elegant und feminin – und verheddert Beinachsen und Beckenstatik. Da es sich aber im schicken Rock am passendsten so sitzt, ist auch hier verbieten verboten. Die Lösung: Sitzen Sie bewusst. Wechseln Sie die Sitzposition, schlagen Sie das rechte Bein genau so oft über das linke wie umgekehrt. Das wirkt gegen die einseitige Verdrehung des Beckens. Achten Sie darauf, dass die Oberschenkel in jeder Sitzposition tendenziell immer leicht nach außen gedreht sind.

Gehen: Der Gang der Diva

» Vergessen Sie das Klischee des Popo-Schwingens, ebenso das nähmaschinenartige Kreuzstich-Gestampfe der Laufsteg-Models. Kein normaler Mensch geht so. Zeigen Sie volle Größe, indem Sie sich bewusst und mit jedem Schritt auf Ihre langen Beine stellen. Strecken Sie im Moment der stärksten Belastung den Scheitel nach oben. In dieser vollendeten Streckung stehen Sie auf Ihrem Bein und hängen nicht irgendwie im Gelenk. Das neue, ungewohnte Bewusst-Gehen wandelt sich bald in stilsicheres Selbstbewusstsein.

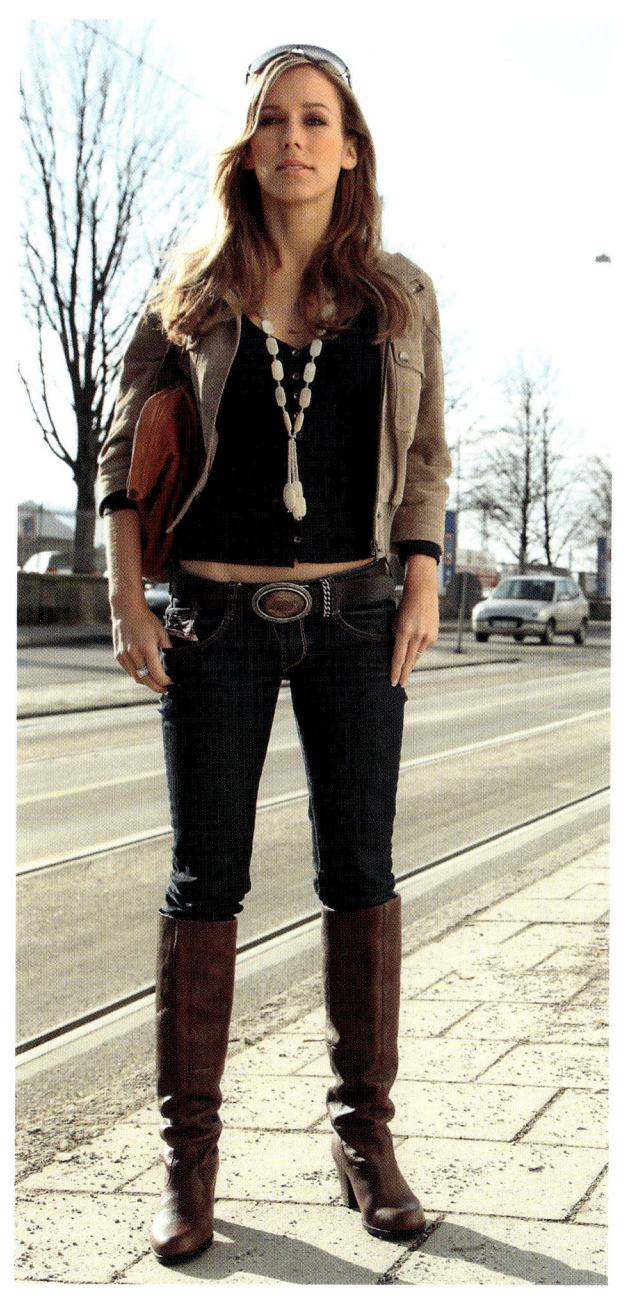
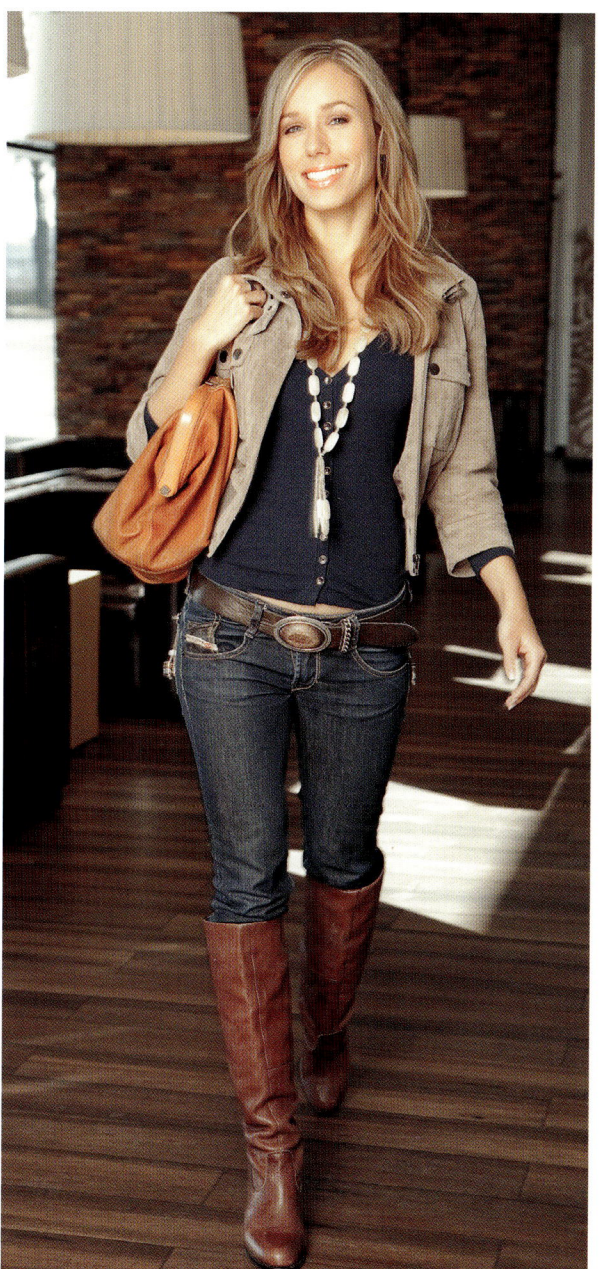

Tipps & Tricks

Medizin
Beinhartes zum Thema Bein

Im Zweifelsfall gilt die Faustregel: „Trainieren statt operieren."

» Bei O-Beinen berühren sich die Fußknöchel, nicht aber die Knie. Umgekehrt ist es bei X-Beinen. Bei schielenden Kniescheiben stimmen die Drehrichtungen nicht. Kniegelenke sind reine Hi-Tech-Konstrukte, anfällig für Fehlbelastung: Sie reagieren mit Sehnenansatzentzündung, Knorpelverschleiß, Meniskusriss, Arthrose oder werden zum Läuferknie mit blockierenden Schmerzen. Anatomisch richtiges Beinachsentraining ist das Beste gegen weiche Knochen, verkürzte Muskeln, schlappe Venen und müde Beine. Aufgepasst: Die Laufhilfe mit dem Skalpell ist oft ein Segen, aber nicht immer. Einen angerissenen Meniskus können Sie drin lassen, solange er nicht blockiert. Die Gelenkspiegelung mit Knorpelglättung ist der häufigste sinnlose Eingriff am Knie. Krampfadern-Operation ohne Training ist nur die halbe Miete. Aktivieren Sie die Muskelpumpe im Fuß: Gehen, Laufen und Wippen pumpt das Blut kraftvoll zurück ins Herz.

Fitness
Trainieren wie auf Schienen

Der neue Schuhtrend geht klar in Richtung „dünne Sohlen" für intensiveren Bodenkontakt der Füße und bessere muskuläre Stabilisierung der Sprunggelenke.

» Beim Joggen nimmt die Belastung der Gelenke durch die Geschwindigkeit auf das Mehrfache des Körpergewichts zu. Auf geknickte und falsch gedrehte Beinachsen hat das fatale Auswirkung. Deshalb sind gerade Beinachsen Voraussetzung für anatomisch gesundes Lauftraining. Einmal richtig erlernt, erfolgt die Beinarbeit effizient und ökonomisch – und das gilt für alle Sportarten! Fuß, Knie und Hüfte werden besser vor akuten Verletzungen und chronischen Überlastungsschäden geschützt. Und das ist entscheidend, wenn mit zusätzlichem Gewicht trainiert wird. Ob Treppensteigen im Alltag, Work-out auf dem Stepper oder auf der Pilatesmatte: Die Anforderungen wechseln, die anatomischen Regeln bleiben dieselben: der Oberschenkel dreht nach außen, der Unterschenkel leicht nach innen; die Kniescheibe zeigt gerade nach vorne; Hüft-, Knie- und Sprunggelenk bilden eine lotrechte Linie.

» Beine – für viele ein Drama mit Wenn und Aber: zu kurz, zu dick, zu krumm, zu dünn, mit Cellulite, Krampfadern, schwarzen Engelshaaren verziert. Die meisten Frauen haben etwas zu meckern an ihrem „Laufwerk". Bedienen wir uns also aus der Trickkiste vernünftiger Beinkleider: Wer seine Beine optisch verlängern, begradigen oder schlanker zeichnen möchte – und das dürften drei Viertel der weiblichen Bevölkerung sein –, achte auf Strumpfhosen in der gleichen Farbe wie Schuhe, Hose oder Rock. Man wähle transparente Modelle mit glatter Oberfläche und dezentem Satinglanz. Passend für lange und wohlgeformte Beine sind Hautfarbe, Opak, Hochglanz, weiche Oberflächen und Muster. Bleistiftabsätze und dolchartige Schuhspitzen passen nur zu schlanken Waden. Stiefeletten und Dreiviertel-Hosen verkürzen das Bein optisch. Gerade oder leicht konische Hosen oder Röcke strecken die Silhouette.

Fashion
Beinkleidung mit Köpfchen

Die ideale Rocklänge endet über oder unter der breitesten Stelle der Waden.

» Das Märchen „Die roten Schuhe" zeigt, wie der Mangel an Gespür für das richtige Maß den Menschen aus seinem Gleichgewicht bringen und das Leben in einen Veitstanz verwandeln kann. Es tut weh, von den roten Schuhen getrennt zu werden, aber nur dadurch wird es möglich, wieder zum ursprünglichen, eigenen Weg zu finden. Haltungen und Bewegungsweisen sind ein offenes Buch unserer bewussten und unbewussten Neigungen, Gewohnheiten, Absichten und Stimmungen. Jedes Aufrichten und jeder Schritt sind ein Balanceakt, ein Risiko, beeinflusst von Alter, Verfassung, Konventionen und Weltanschauungen. Mit jedem Schritt gehen wir in eine Richtung, können uns annähern oder entfernen. Die Kunst des Gehens ist ständiges Loslassen und Einlassen gegenüber Unbekanntem. Sie ist Herausforderung und Spiegelung unserer Lebenskraft. Oft sind Richtung und Gangart ein Resultat unbewusster Strebungen, die wie im Märchen unseren Weg gestalten.

Psychologie
„Tanzt, ihr roten Schuhe, tanzt!"

Tanzen Sie wild! Gehen Sie achtsam! Überlassen Sie Ihre Beine einem wilden Tanz. Lassen Sie sich von ihnen in neue Erfahrungen tragen. Anschließend gehen Sie bewusst sehr langsam. Erspüren Sie mit Achtsamkeit die Übergänge zwischen Loslassen und Einlassen.

Gut zu Fuß –

Die Füße sind das Fundament des Menschen – in Wichtigkeit und Symbolkraft viel zu oft unterschätzt.

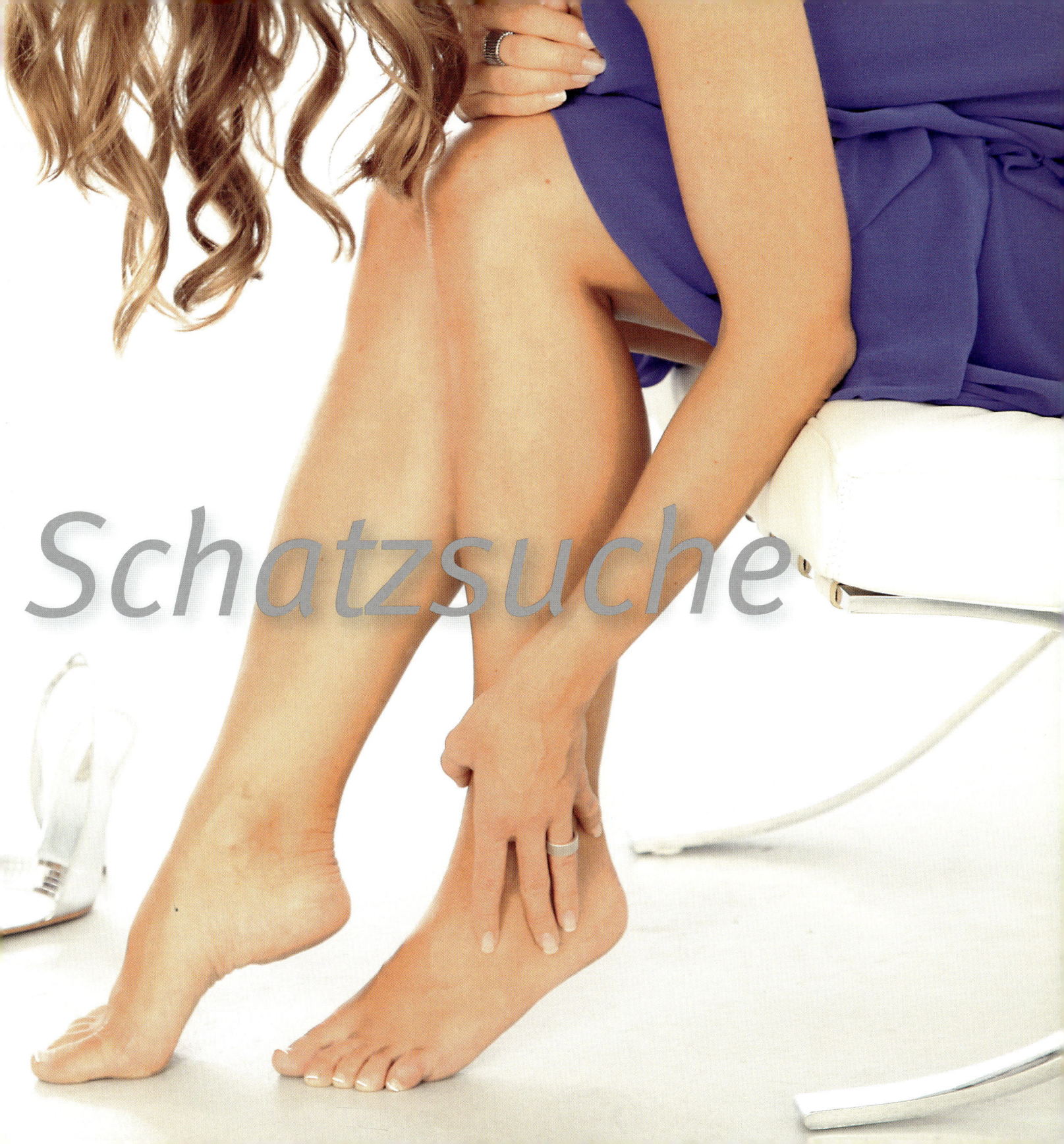

Ein Hoch auf die Füße!

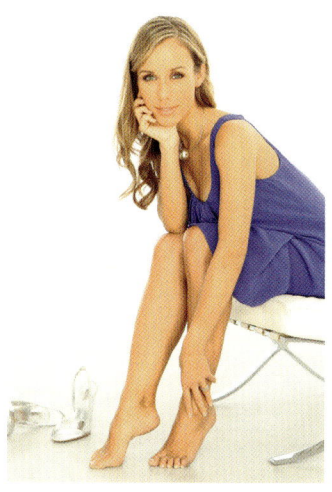

"Krallenzehen und Hallux valgus? Nein danke! Seit ich die Funktionsweise meiner Füße verstehe, verzeihen sie mir auch lange Tage in High Heels und durchgetanzte Nächte viel eher!"

"Ruckedigu – Blut ist im Schuh", gurrten die Tauben im Märchen, als der bescheuerte Prinz gleich zweimal die Falsche nach Hause führen wollte. Die bösen Stiefschwestern – auf großem Fuße lebend – schnitten sich kurzerhand Zehen und Fersen ab, um in Aschenputtels Party-Schuh zu passen. Seither jagen Frauen den kleinen Füßchen nach. Machen Sie Schluss mit dem Unfug, verabschieden Sie den Prinzen und bringen Sie Ihre Füße in Hochform!

Carrie Bradshaw und der Lotusfuß

High-Heels lassen den Fuß kleiner erscheinen und die Auswirkungen nach oben sind einfach bezaubernd: Der Unterschenkel wird im Zehenstand angespannt, das Bein lang. Ausgleichend kippt der Po nach hinten, der Busen wölbt sich nach vorn und präsentiert das Dekolleté trefflich. Die Kehrseiten hoher Hacken sind durchgetretene Fußgewölbe, Hallux valgus, Hammer- und Krallenzehen und Schmerzen zum Verrückwerden. Die Fuß-Chirurgie boomt, und nicht nur aus medizinischen Gründen. Analog zu Aschenputtels Stiefschwestern lassen sich Frauen – mehrheitlich im Sex-and-the-City-Fieber – die Zehen kappen, um ihre Füße in die knallengen Schnabelschuhe im Carrie-Bradshaw-Look zu zwangen. Neu ist diese Brachialgewalt an weiblichen Füßen nicht. In China waren nur Frauen heiratsfähig, die Füße unter 20 Zentimetern Länge hatten. Je nach sozialem Status war so ein Lotusfuß mehr oder weniger qualvoll zu bewerkstelligen. Ziel durch die Jahrhunderte war es, die Frau möglichst immobil zu halten, damit sie keine großen Sprünge machen konnte. Diese Mentalität ist heute passé: Befreien Sie Ihre Füße aus Schuhen und Strümpfen und lernen Sie das biomechanische Wunderwerk kennen. Für Standsicherheit auch auf hohen Hacken!

Eine standfeste Partnerschaft

Die Füße tragen uns durchs Leben, einmal rund um den ganzen Erdball im Durchschnitt. Persönliche Stand-Punkte und Standfestigkeit sind unzertrennlich mit unseren Wurzeln verbunden. Und das auf gut hundert Quadratzentimetern. Die Evolution hat eine schier unmögliche Aufgabe, die Aufrichtung des Menschen zum Zweibeiner, mit dem Spiraltrick gelöst: Die Ferse steht mit dem massiven Fersenbein felsengerade senkrecht. Sie vermittelt Kraft, Stabilität und symbolisiert Aufrichtigkeit. Ganz anders der Vorfuß: Er liegt waagerecht auf dem Boden auf. Filigrane Knochen sind mit unzähligen, raffiniert angelegten Muskeln verbunden. Zwischen der senkrechten Ferse und dem waagrechten Vorfuß findet sich eine perfekte 90-Grad-Verschraubung. Dieser Dreh im Fuß ist das Geheimnis für Stabilität, Flexibilität, Dynamik und – last but not least – für die Stoßdämpferwirkung des Fußgewölbes. Knick-, Senk- und Plattfüße sowie alle obengenannten Beschwerden haben direkt oder indirekt mit dem Verlust dieser spiraligen Verschraubung zu tun. Ihre Re-Aktivierung wirkt kleine Wunder, manchmal auch größere.
Gehen Sie auf Schatzsuche, der Fuß ist ein einziges Abenteuer: Entdecken Sie die Perlenkette im Vorfuß, den Lageplan des Impulszentrums, das geheimnisvolle Gewölbe in der Fußmitte und den Fels in der Brandung im Rückfuß. Das gehört alles Ihnen – nutzen Sie es! Sollten Sie das nicht allein schaffen, erkundigen Sie sich nach Fußschulen, die Ihnen auf die Sprünge helfen.

Die Füße ... einer Frau müssen von exhibitionistischer Schönheit sein.
(Salvador Dalì, spanischer Maler, 1904–1989)

Übung: Gewölbebauer

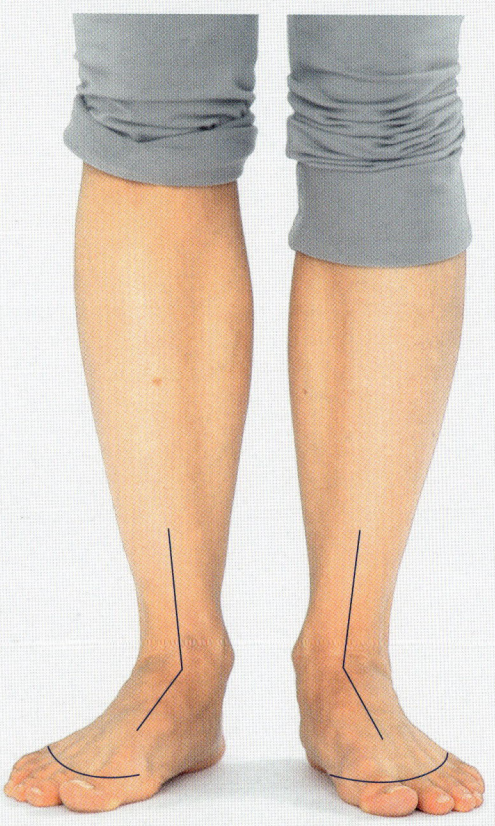
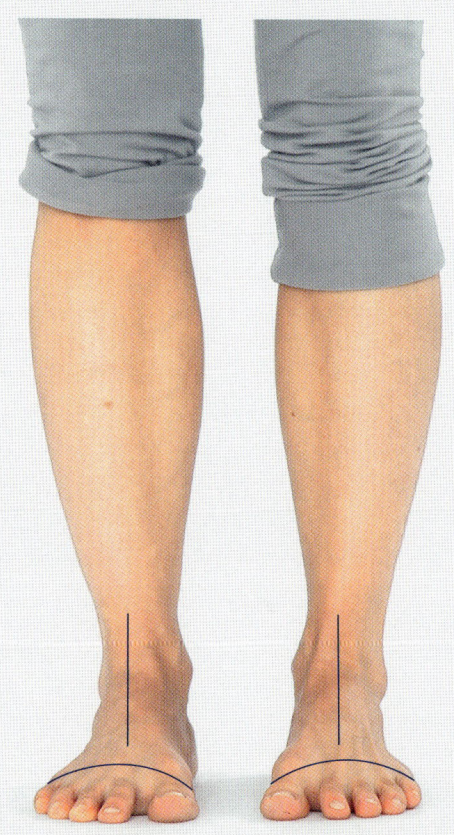

 Im hundertjährigen Schlaf: Der Knöchel knickt gegen die Körpermitte, das bedeutet das Ende der stabilen, flexiblen Fußspirale. Das Längsgewölbe sinkt ein, der Vorfuß verliert an Dynamik. Die fünf perlenförmigen Zehen-Grundgelenke sinken zum Spreizfuß ab. Das Impulszentrum im Vorfuß fällt ins Koma.

 Wachgeküsst: Perfekt verschraubt ist ganz gewonnen. Der Fuß wirkt aufgebaut und dynamisch. Längs- und Quergewölbe federn auf Schritt und Tritt. Das Impulszentrum im Vorfuß ist aktiv und löst jeden neuen Schritt zielstrebig aus. Für Frauen, die wissen, wo's lang geht!

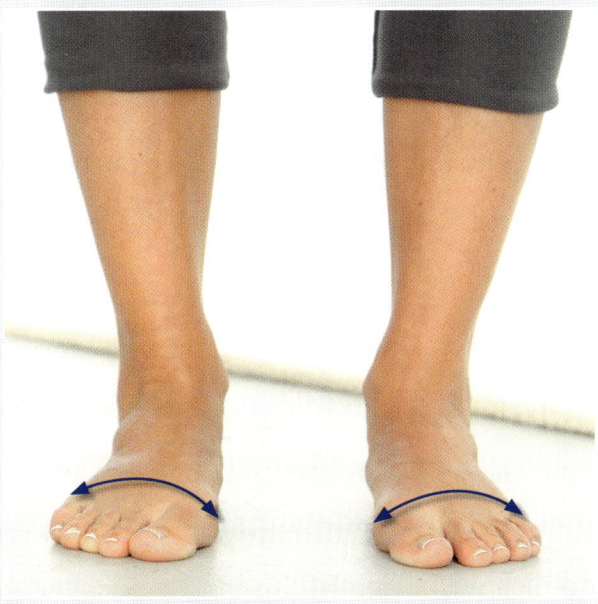

START

» Stellen Sie sich mit parallel ausgerichteten Füßen hüftbreit hin. Leiten Sie Ihre Wahrnehmung in die Füße. Erfühlen Sie den waagrechten Vorfuß und den senkrechten Rückfuß. Vorfußquergewölbe aktivieren. Lassen Sie den Atem fließen – bis in die Wurzeln.

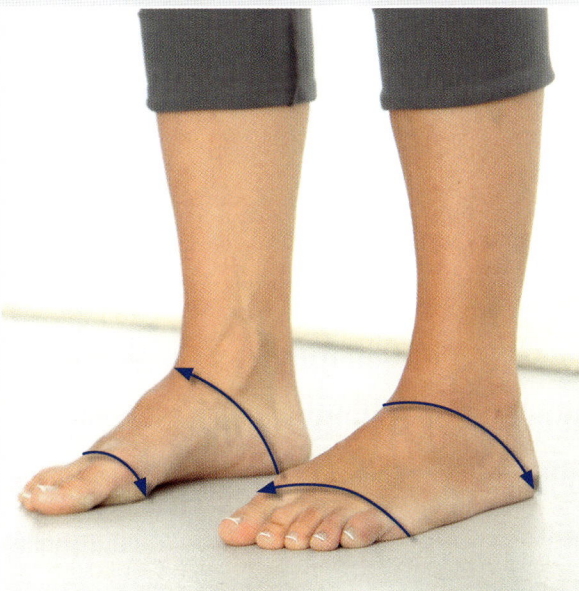

AKTION

» Bauen Sie die Verschraubung des Fußes so auf: Der Großzehenballen bleibt immer stabil am Boden verankert. Richten Sie nun das Fersenbein senkrecht auf, indem Sie den inneren Knöchel einen Zentimeter anheben. Der Großzehenballen bleibt am Boden, das Körpergewicht lastet dort und tendenziell auf dem äußeren Rand der Ferse. Halten Sie diese spiralige Stellung und erwecken Sie das Impulszentrum des Vorfußes, in dem Sie mit einer leichten Saugbewegung des Vorfußzentrums den Boden leicht küssen.

Notiz Verkrampfen Sie den Fuß nicht: Die Verschraubung mag für Sie neu sein. Locker und dynamisch zu bleiben ist hier die Kunst. Beim Küsschen mit dem Vorfuß machen die Zehen nicht mit. Sie bleiben locker. Der Großzehenballen bleibt in festem Bodenkontakt.

Im Alltag

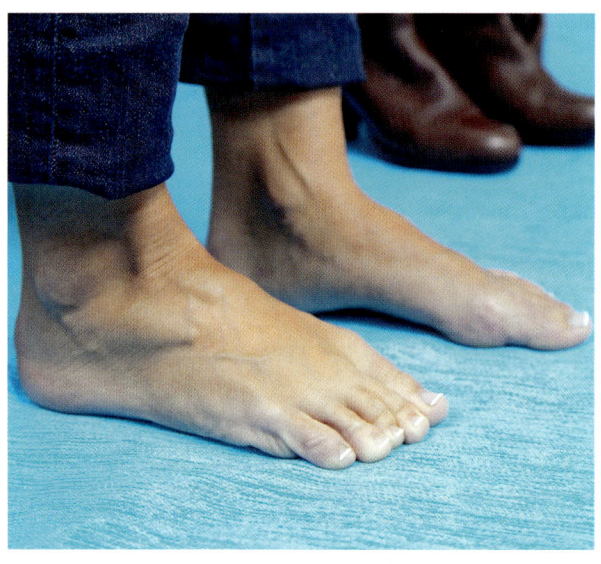

Schuhe anziehen: Von der Muse geküsst

» Was immer Sie für Schuhwerk tragen, für die Füße ist das nur mittelprächtig. Sie verzeihen Ihnen aber vieles: Schlüpfen Sie in Ihre Schuhe und würdigen Sie das Los der beiden Höhlenbewohner. Platzmangel, Engegefühle, Dunkelheit und keine Luft – erleichtern Sie den Füßen ihr Schicksal, indem Sie ohne die Zehen zu Hilfe zu nehmen mal die innere Schuhsohle mit dem Vorfuß küssen. Das baut ihr Quergewölbe auf und weckt das Impulszentrum. Geht auch perfekt beim Autofahren: Immer wieder mal die Pedale küssen!

Warten: Willkommen im Training

» Vorbei die Zeiten, als Sie sich in Warteschlangen langweilten. Ab sofort ist das Ihre hochwillkommene Trainingseinheit: Stellen Sie sich hüftbreit mit parallel gerichteten Füßen hin, verankern Sie wie in der Übung geschildert das Großzehengrundgelenk, heben Sie das Längsgewölbe an und verfolgen Sie die dynamische Spirale, die durch Ihren Fuß und Cowgirl-mäßig durch Unter- und Oberschenkel bis zur Hüfte zieht. Das Hohlkreuz verschwindet, und mit etwas Dehnspannung sind Sie die „Belle de Jour"!

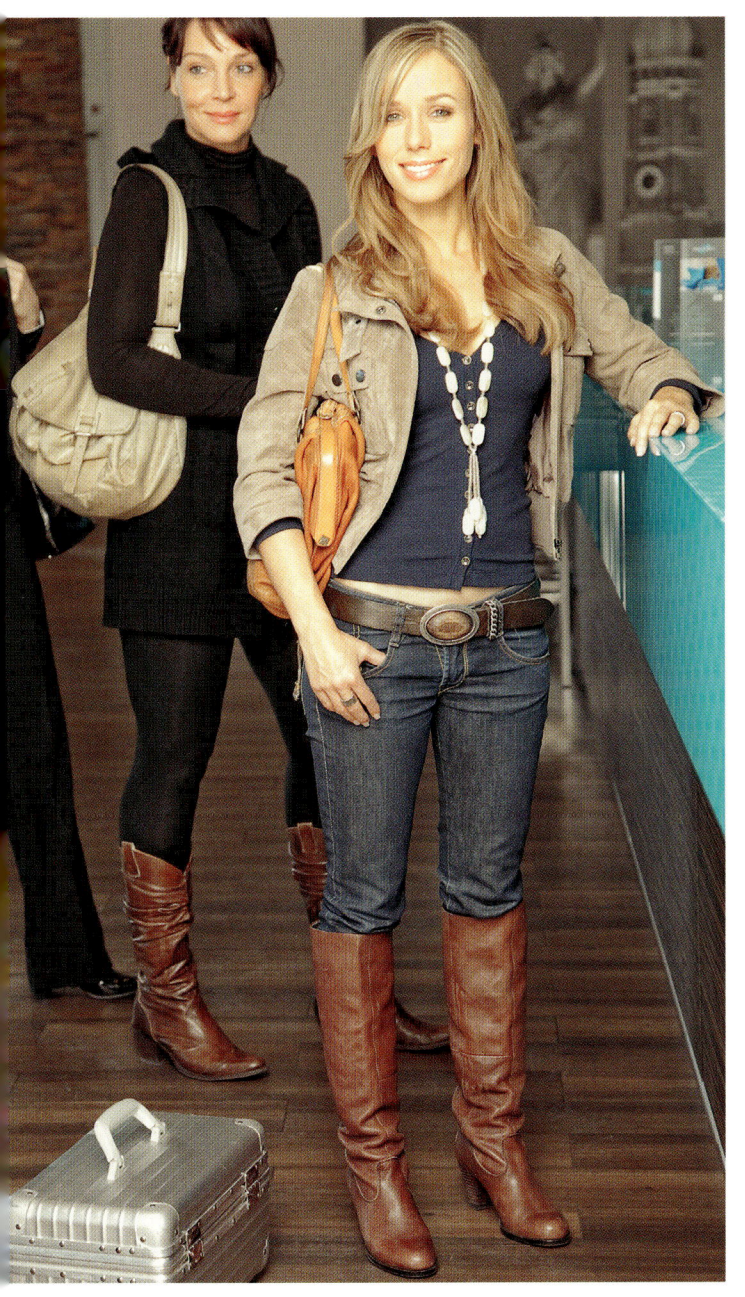

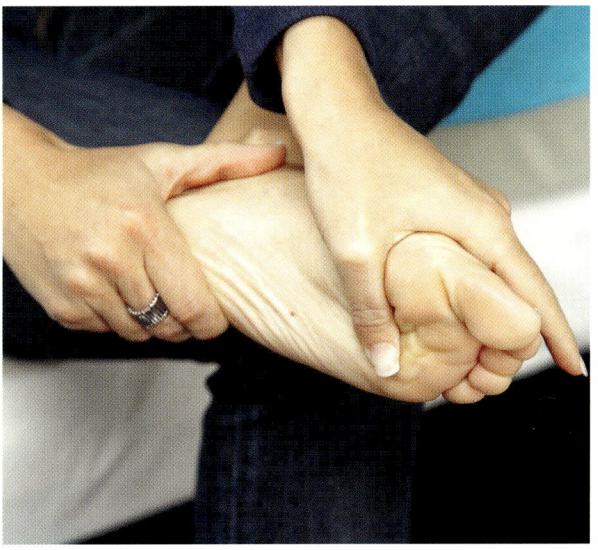

Barfuß: Sinnlichkeit bis in die Zehenspitzen

» Gehen Sie wenn immer möglich barfuß. Ein gepflegter Fuß ist ein Symbol für natürliche Schönheit und Sinnlichkeit. Nehmen Sie Ihren Fuß in die Hand – nicht nur für die Pediküre. Greifen Sie mit der einen Hand die Ferse, mit der anderen den Vorfuß und wringen Sie ihn wie ein Tuch spiralig aus. Loslassen und wieder wringen. Am Anfang helfen die Hände, mit etwas Übung schafft es der Fuß alleine, zehnmal an normalen Tagen plus ein Dutzend Mal pro Stunde in High-Heels. Die Füße lieben das und verzeihen Ihnen selbst eine durchgetanzte Nacht in Stilettos.

Tipps & Tricks

Medizin
Gut zu Fuß ein Leben lang

Bei Knick-, Senk-, Hohl- und Spreizfuß, Hallux valgus und Co. hilft gezielte Fußgymnastik Ihren Füßen wieder auf die Beine.

» Von der Natur für Dauerbelastung gebaut – früher zwanzig Kilometer pro Tag, heute ein paar hundert Meter! Kein Wunder, dass Füße außer Form und Fassung geraten. Das Wichtigste für strapazierte Füße sind Frischluft, Auslauf (barfuß) und richtige Belastung. Das Schlimmste für gesunde Füße: chronische Fehlbelastung und zu wenig Platz. Apropos Passform: Null Toleranz gilt bei Kinderschuhen! Selbst zu Beginn des 21. Jahrhunderts trägt die Hälfte aller Kinder zu kleine oder zu große Schuhe. Beides führt zu Wachstumsstörungen, Schmerz und Zehendeformitäten. Für Erwachsene gilt: Stilettos, Plateaus und Co. sind in Ordnung, aber nicht ständig. Die Merkformel für Einlagen: Im Alltag – nein danke, in Sportschuhen und bei Fußproblemen – ja gerne!

Fitness
Freiheit für fitte Füße

Tragen Sie beim Wandern, Walken und Joggen dem Terrain angepasste, nicht zu stark stoßdämpfende Schuhe. Dünne flexible Sohlen schützen den Fuß und unterstützen die Wahrnehmung.

» Verzichten Sie auf Schuhe und Strümpfe, wann immer Sie können. Ihre Füße werden aufblühen und zu mehr Standfestigkeit und Leichtfüßigkeit gelangen. Das Gleichgewicht zwischen Ihnen und dem Planeten wird hergestellt: das erdet! Sie entdecken die Energie und Kraft in Ihren Beinen. Barfuß gehen massiert und stimuliert die Fußreflexzonen, auf Schritt und Tritt werden die Organe des Körpers angeregt. Genau deshalb ist jetzt definitiv Schluss mit dem Märchen der stoßdämpfenden Sportschuhe. Dicke Sohlen haben gegenteilige Wirkung! Die Wahrnehmung in den Füßen verzögert und verschlechtert sich. Der Körper muss mit viel Energieaufwand das Gleichgewicht in Fuß und Bein im Blindflug neu beurteilen und herstellen.

» „Wer den Schuhen Sorge trägt, ist auch sonst zuverlässig", sagte meine Großmutter. Angesagt ist also häufige Schuhpflege. Wir putzen die Zähne ja auch nicht erst, wenn Löcher klaffen. Schuhe wollen immer wieder neue Absätze und Sohlen, und sie lieben Schuhspanner. Ob Ihnen Komfort wichtig ist, Ästhetik oder Knalleffekte, wählen Sie bewusst! Passend zu Anlass, Wetter, restlichem Outfit oder wonach auch immer: In bewusst gewählten Schuhen treten Sie selbstbewusster auf. Wenn Sie mit zwei linken Füßen aufgestanden sind, wählen Sie Ihre gepflegten Lieblingsschuhe mit moderater Absatzhöhe. Ziel soll nicht sein, dass Sie gequält durch den Tag wackeln! Wenn der Schuh drückt, drückt dies auch auf die Laune. Warum Frauen so viele Schuhe haben? Weil sie wissen, dass man Schuhe täglich wechselt, damit selbige und die Füße darin schön in Form bleiben.

Fashion
Stiefkind Schuhe

Irgendwann winkt der Schuhfriedhof – spätestens wenn die Schuhe trotz liebevoller Zuwendung ausgelatscht und endlich unendlich bequem geworden sind.

» … zwitschern die beiden weißen Täubchen im Märchen „Das Aschenputtel", nachdem es der Heldin gelungen ist, die negativen weiblichen Kräfte zu überwinden. Besonders hilfreich waren ihr die mit Seide und Silber bestickten Pantoffeln. Sie erhält und nimmt sich das Recht, mit diesen Schuhen einen neuen Weg zu beschreiten.
Unsere Füße ebnen uns unseren Weg. Im Kontakt mit der Erde hinterlassen sie eine Spur, die unsere Präsenz anzeigt. Sie ermöglichen der Kraft unserer Seele, Vergangenes abzulegen und neue Dimensionen zu erobern. Die Schuhe, die sich die Füße dazu aussuchen, sind Ausdruck unserer Autorität und Identität. Unser Lebensraum wird durch das Laufen in Schuhen erweitert. Besonders zarte Schuhe symbolisieren ein verfeinertes Bewusstsein, sowie einen neuen Selbstwert, der mehr Achtsamkeit und Bezogenheit erfordert. Den passenden Schuh zu finden bedeutet, in das richtige Gefäß zur Selbstentfaltung zu gleiten und darin der eigenen Entwicklung entgegenzuschreiten.

Psychologie
„Ruckedigu, ruckedigu …

Trauen Sie sich in Ihren seidenen Traumschuhen auf die innere Reise zu gehen!

Wirbelsäule –

Lassen Sie die Säule wirbeln –
und vergessen Sie die Mär vom
schonungsbedürftigen Rücken.

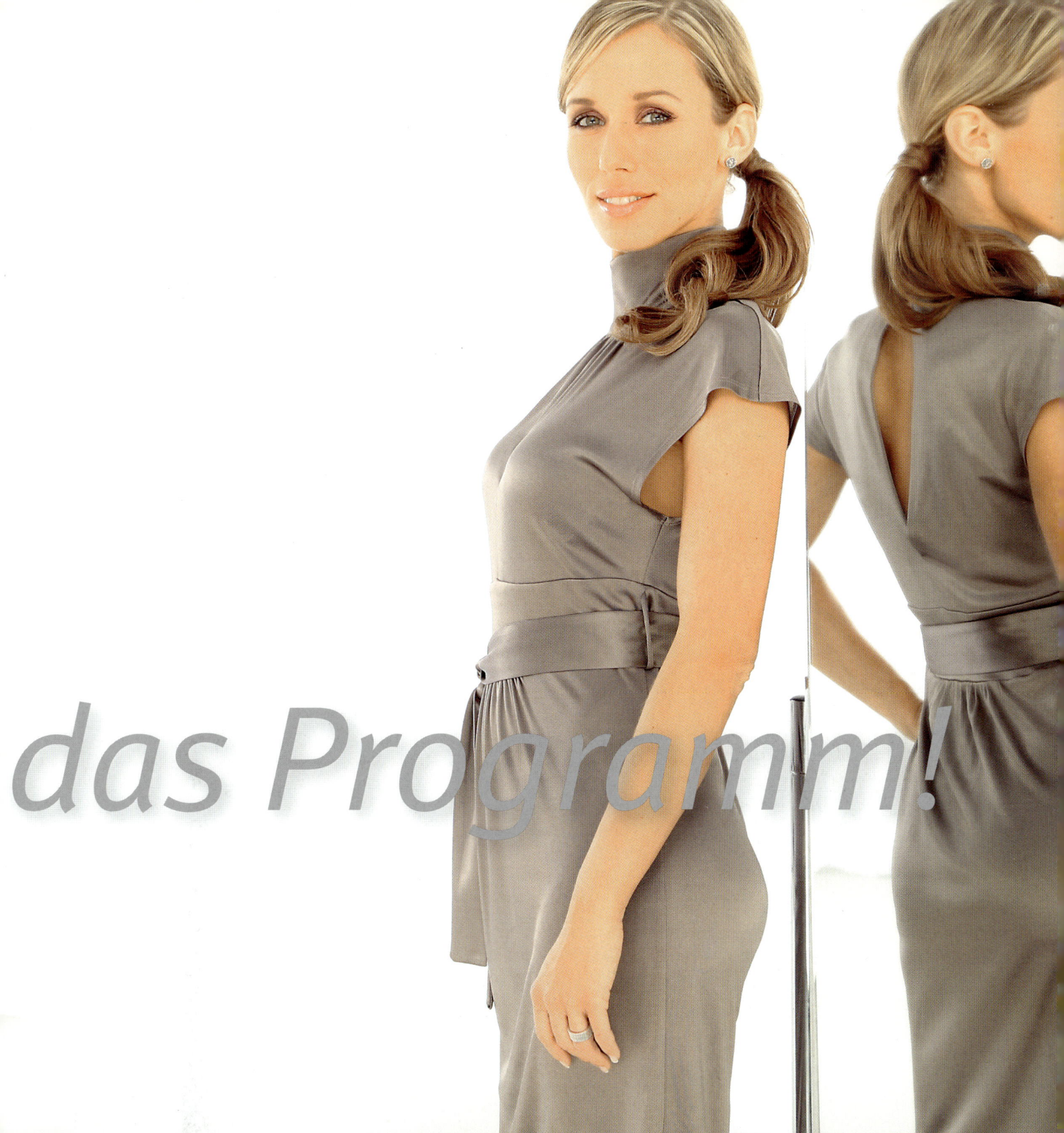

Rote Karte für Buckel & Co!

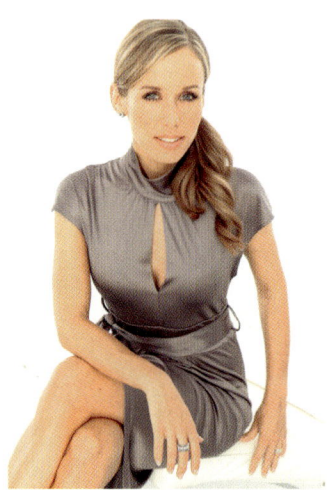

„Ein Rücken soll entzücken – nicht nur andere, sondern vor allem einen selbst: Eine intelligente Bewegung ist lernbar und gibt das nötige Rückgrat, um einen stressigen Alltag zu bewältigen."

Der Rücken ist kein Patient, und die Wirbelsäule wünscht sich nichts sehnlicher als intelligente Bewegung. In den vergangenen Jahrzehnten war die Philosophie gerade umgekehrt. Nur ja schonen, hieß das Motto. Zusammen mit immer dramatischerem Bewegungsmangel ist das ein wahrer Albtraum für den Rücken. Zeit, die Vorurteile über Bord zu werfen: Entdecken Sie das Potenzial Ihrer inneren und äußeren Aufrichtung – für neue, geschmeidige Bewegungsfreiheit in allen drei Dimensionen.

Unsere Wirbelsäule, eine wirbelnde Säule

Rücken ist eigentlich kein anatomischer Begriff, sondern eine Körperlandschaft, die sich in verschiedene, hoch interessante Gebiete unterteilt. Da gibt es den Schultergürtel mit den Übergängen zu Armen, Nacken und Hals, die sanft geschwungene Topographie des mittleren Rückens, die Flanken und der Übergang zu Becken und Hüften. Im Zentrum steht die Wirbelsäule mit ihren 24 Wirbelkörpern, die untereinander durch die Bandscheiben gepolstert und bewegt werden. Diese stabile, flexible Säule unterteilt sich in die Halswirbelsäule mit sieben recht zierlichen Wirbeln, die zwölf kolossal drehfreudigen Brustwirbel, deren Dornfortsätze sich ziegelförmig übereinanderlegen können und die fünf dosenförmigen Lendenwirbel, die vieles mögen, aber keine Drehung. Anschließend auf Höhe der Pofalte folgt das schaufelförmige Kreuzbein, das mit dem Steißbein abschließt, dem Restbestand des urtümlichen Schwänzchens unserer vierbeinigen Vorfahren. Werden die verschiedenen Segmente der Wirbelsäule ständig falsch belastet, kommt es zu Fehlhaltungen wie buckligem Rundrücken, starrem Flachrücken oder schmerzanfälligem Hohlkreuz. Fehlbelastung und Überbeweglichkeit sind oft Ursachen für Schmerzen und Probleme.

Multitasking dank Rotation und Dehnspannung

Dehnspannung ist das Zauberwort für einen gesunden Rücken. Zusammen mit Rotation am richtigen Ort die Krönung der menschlichen Bewegungskunst: Die Links-rechts-Rotation des Körpers beim Gehen und Laufen gilt als Spezialität des Erfolgsmodells Homo sapiens, dem Kreuzgänger auf zwei Beinen: Das unterscheidet ihn von Vormenschen und Menschenaffen. Und hier löst sich das Rätsel aus Kapitel 2: Die Links-rechts-Verschraubung beim Gehen und Laufen ermöglicht es dem Menschen, das Tempo beim Laufen stufenlos zu regulieren, ruhig zu atmen, den Kopf zu drehen und clevere Schlüsse zu ziehen. Dieses Multitasking-Verhalten funktioniert schadlos und erfolgreich, wenn Rotationsmöglichkeit und Dehnspannung gegeben sind. Letztere erfolgt bipolar, nämlich über den Nordpol Kopf und den Südpol Becken: Im Norden dreht der Kopf wie in Kapitel 2 geschildert. Im Süden verlängert das Becken den unteren Rücken nach unten, indem es ebenso um die waagrechte Achse einrollt. Das Kreuzbein sinkt tendenziell nach unten, der Bauchnabel nach oben. In dieser Position aufgespannt kann im Stehen oder im Sitzen in der oberen Wirbelsäule bedenkenlos nach links und rechts rotiert werden, ohne Bandscheiben oder Wirbel zu belasten – eine perfekte, dreidimensionale Bewegung.

Am besten schreiben Sie es sich gleich hinter die Wirbel: Die Lendenwirbelsäule mag keine Drehung. Wenn Golfspieler über Kreuzschmerzen klagen, liegt der Grund meist dort. Hat die Brustwirbelsäule zu wenig Drehvermögen, so muss die Lendenwirbelsäule kompensieren. Wenn dann noch die Dehnspannung fehlt, ist das für den Golferrücken der Super-Gau.

> Eleganz ist die Kunst, dasselbe anders zu tun.
>
> *(Unbekannt)*

Übung: Wahre Größe

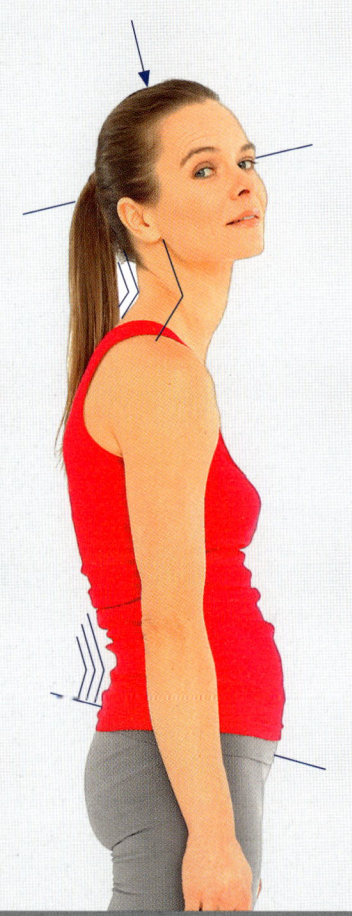

 Zusammengesunken: Der Totalkollaps der Wirbelsäule bedeutet Gefahr für Bandscheiben und Beweglichkeit. Ein Rückschritt in der Evolution! Die Wirbelsäule gleicht einem Wellblech, Bandscheibenvorfälle sind vorprogrammiert. Schmerz und Immobilität im Alter drohen.

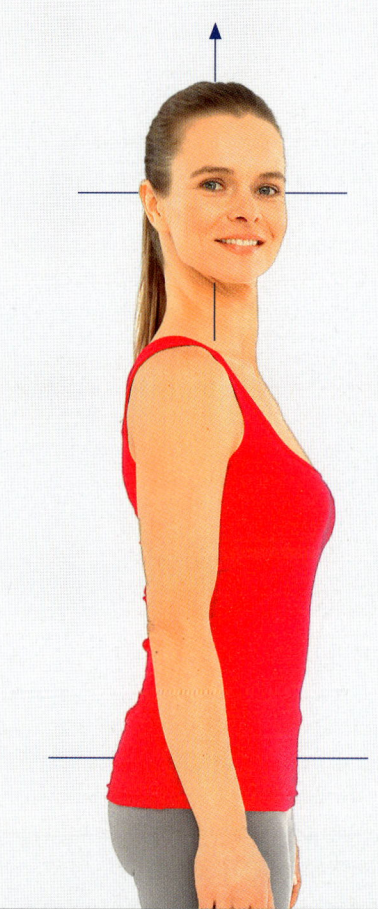

 Aufgespannt: Bereit für ausgereifte, komplexe Bewegungsabläufe: Die aufgespannte Wirbelsäule schafft Platz zwischen den einzelnen Wirbelkörpern, die aktivierte Muskulatur erlaubt dynamische, kontrollierte Bewegung. Gelebte Bewegungsintelligenz mit Rückgrat!

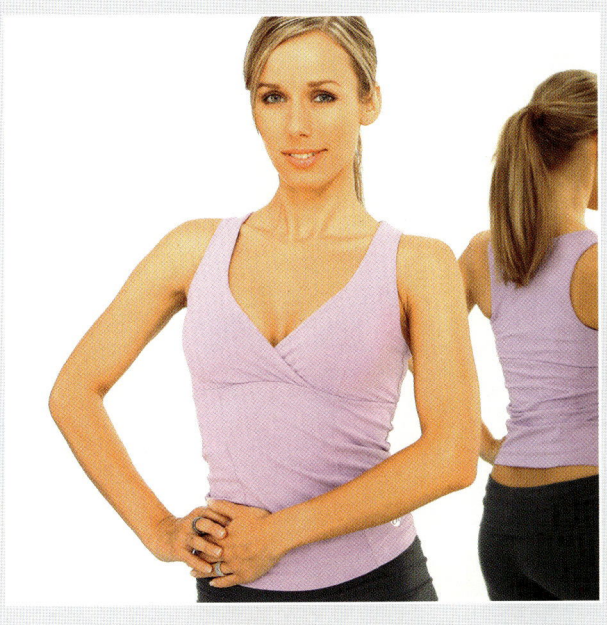

START

» Stellen Sie sich mit parallel ausgerichteten Füßen hüftbreit hin. Großzehenballen und äußere Ferse sind belastet, die Oberschenkel rotieren nach außen, mit Dehnspannung im Nacken, geschlossenen Lippen und dem Kiefer in Schwebelage – Wahnsinn, was Sie schon alles können!

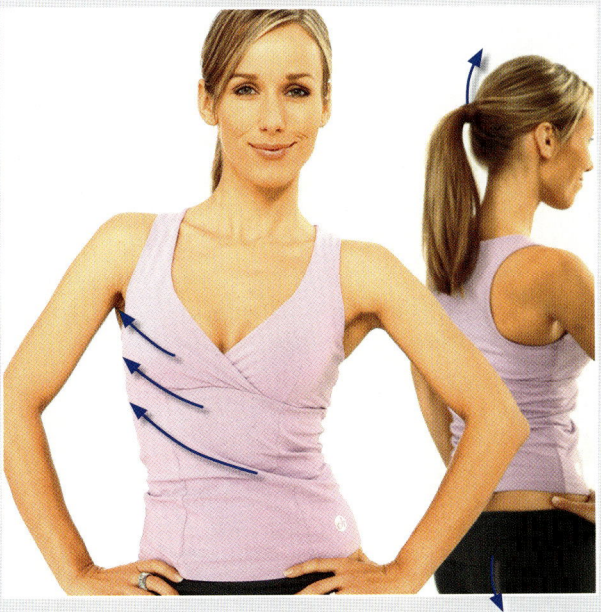

AKTION

» Aber es wird noch besser: Den oberen Rücken haben Sie bereits nach oben verlängert, nun folgt die Dehnspannung nach unten. Legen Sie die Hände an Ihre Hüften. Dazwischen läuft eine unsichtbare Achse von links nach rechts durch Ihr Becken. Um diese drehen Sie nun das Becken, sodass der Steiß nach unten sinkt. Vorn geht's leicht nach oben, als würden Sie den Reißverschluss einer knallengen Jeans schließen. Die Dehnspannung löst das Hohlkreuz wohltuend auf – Sie gewinnen einige Zentimeter an Körperlänge. Dabei können Sie Ihren Brustkorb wie eine Bauchtänzerin hin und her bewegen.

> Notiz Schieben Sie das Becken nicht nach vorn. Es ist eine Drehbewegung um die waagrechte Achse. Nicht Verlagerung ist angesagt, sondern Verlängerung. Behalten Sie die Länge des Scheitels bei und vergessen Sie vor lauter Wachstum das Atmen nicht!

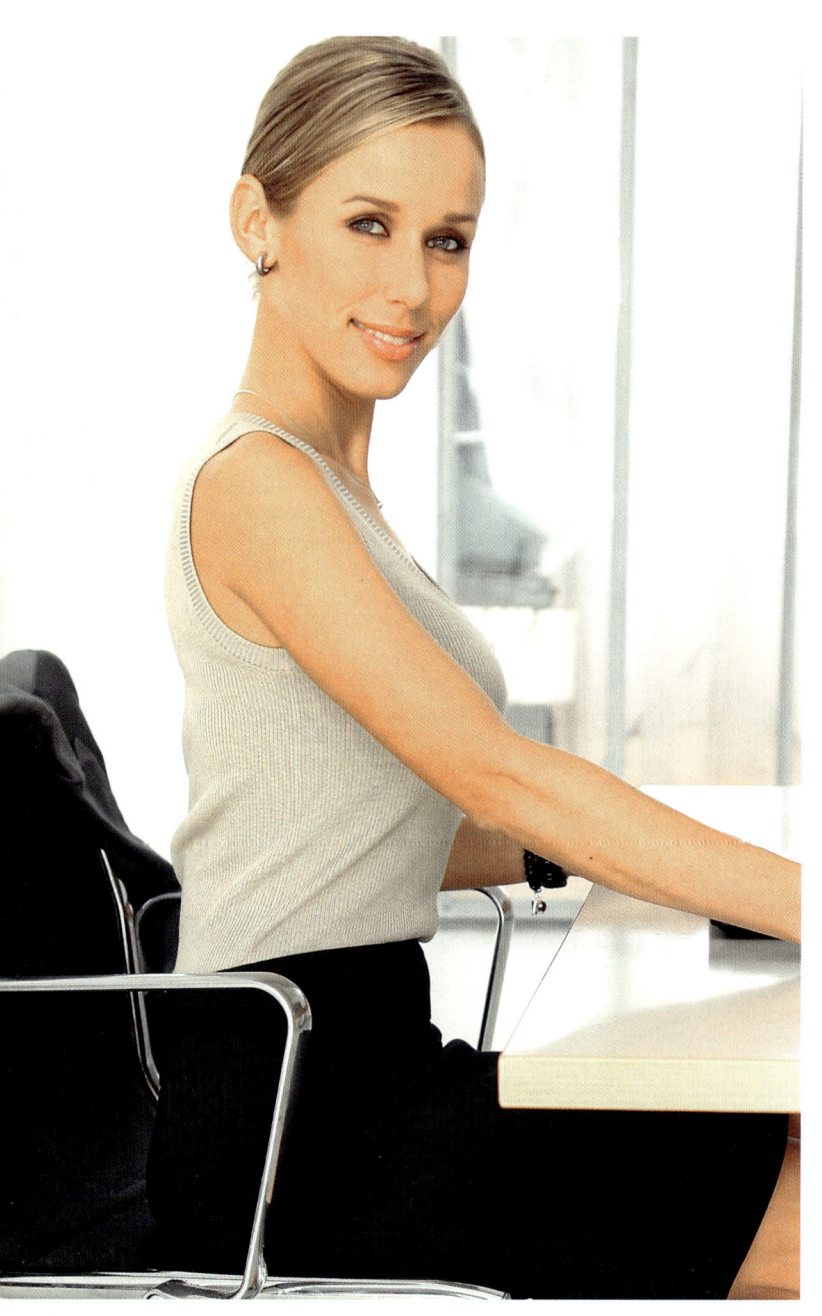

Im Alltag

Bürostuhl: Der aktive Arbeitsplatz

» Wenn Sie täglich zwei Stunden trainieren, bleiben Ihnen immer noch 22 Stunden pro Tag trainingsfrei. Ändern Sie das und trainieren Sie am Arbeitsplatz: Stellen Sie mehrmals täglich, zum Beispiel wenn das Telefon klingelt, Dehnspannung im ganzen Körper her: Spannen Sie sich auf und rollen Sie Kopf und Becken um die waagechte Achse etwas ein. Nun greifen Sie zum Hörer – Sie werden eine unwiderstehliche Gesprächspartnerin sein! Diese Autoelongation, also Selbstverlängerung der Wirbelsäule, ist eine Alltagstugend!

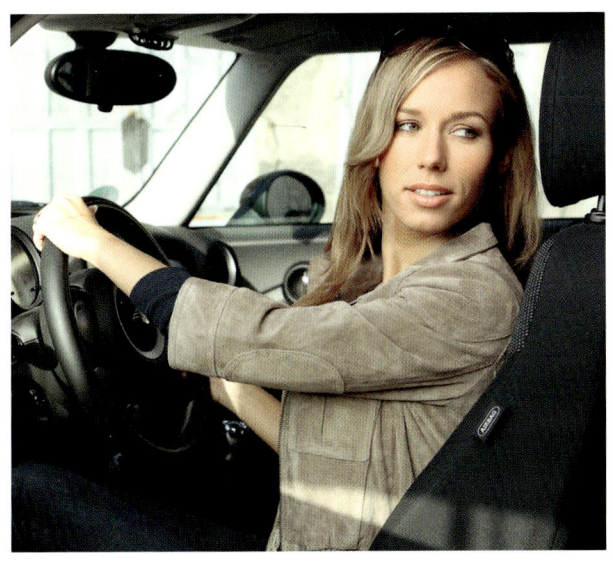 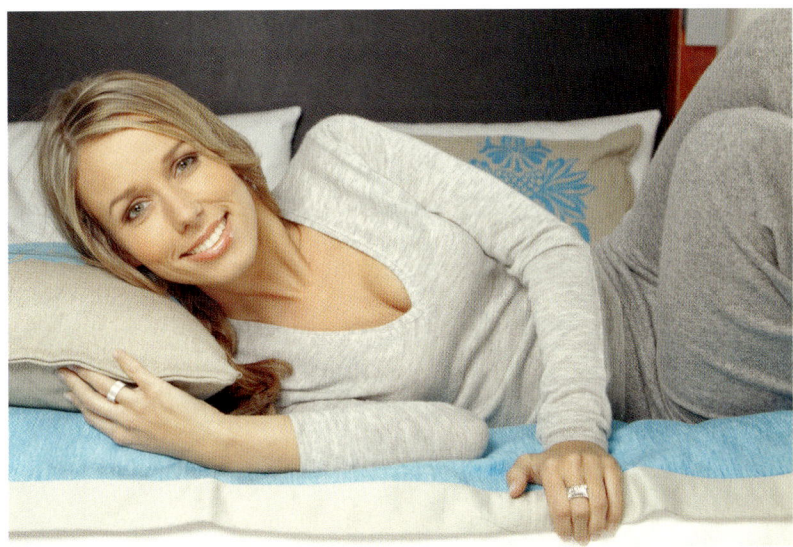

Auto: Im Rückwärtsgang vorwärts

» Bewegungsarmut im Auto? Vorfuß und Nacken haben wir schon eingesetzt. Nun geht's weiter mit intelligenter 3-D-Rotation: Die Beweglichkeit der Brustwirbelsäule können Sie im Rückwärtsgang und beim Parken üben. Legen Sie also den Rückwärtsgang ein, und nun ist Dehnspannung angesagt. Das Becken sinkt tief in den Polstersitz und bleibt dort stabil verankert, um Rotation im unteren Rücken zu vermeiden. Der Scheitel strebt nach oben, das Mister-Spock-Ohr führt die Drehbewegung von Hals und Brustwirbelsäule nach hinten – die perfekte dreidimensionale Rotation.

Bett: Biegsame Kuschelintelligenz

» Bewegungsintelligenz im Bett? Nein – nicht das, was Sie jetzt denken, das kommt erst in Kapitel 7! Wahrscheinlich kennen Sie das: Eine ungeschickte Bewegung beim Aufstehen, ein Knacken beim Drehen auf die andere Seite und schon tut alles weh. Man kann sich ganz schön verknacksen im weichen Bett! Faustregel für den Rücken: Stehen Sie über die Seitenlage auf, beim Drehen in die Seitenlage führt der Kopf die Bewegung, die Brustwirbelsäule folgt, das Kreuz bleibt stabil. So knackt's seltener, und die Brustwirbelsäule schwelgt in vollkommener Rotation.

Tipps & Tricks

Medizin
Viel Wirbel um eine Säule

Für Teenies: Ein Quellbäuchlein bei schlankem Körperbau kommt vom Hohlkreuz, nicht vom Essen. Beckenaufrichtung und langer unterer Rücken sorgen für Abhilfe.

» Die Evolution wurde wiederholt eines groben Konstruktionsfehlers bezichtigt. Zu Unrecht, da werden Symptom und Ursache verwechselt! Die Brustwirbelsäule ist zum Wirbeln gebaut: Hier finden die Drehbewegungen beim Laufen, Treppensteigen und Golfen statt, nicht im Rücken. Durch Vielsitzerei verliert die Brustwirbelsäule ihre angeborene Beweglichkeit. Das sensible Kreuz gerät ins unerbittliche Kreuzfeuer von starrer Brustwirbelsäule und unbeweglichen Hüftgelenken. Bandscheibenprobleme, Arthrose der kleinen Wirbelgelenke, Spinalkanalenge und Instabilität sind die Folge. Der richtige Gebrauch der Wirbelsäule sieht so aus: oben drehfreudig, unten stabil! Dies garantiert einen coolen Look in jungen Jahren und einen starken Rücken im Alter.

Fitness
Fairplay für den Rücken

Beim Spine twist im Pilates und beim Drehsitz im Yoga gelten die gleichen Grundsätze. Die aktiv aufgerichtete Wirbelsäule verteilt die Rotation auf alle Segmente. Probieren Sie's gleich aus!

» Die spiralige Beweglichkeit in Brustkorb und Brustwirbelsäule ist das Geheimnis eines geschmeidigen, stabil-flexiblen Rückens. Die aktive Verlängerung der Wirbelsäule ist Voraussetzung für optimale Drehbewegungen im Rumpf. Entscheidend ist jedoch die gleichmäßige Verteilung der Rotation auf alle Wirbel und Bandscheiben. Der Trick der eleganten Spiralbewegung ist Grundlage für Joggen, Klettern, Karate, Tennis, Pilates, Yoga und Co. Dabei gilt: Beim Gehen werden linke und rechte Seite des Brustkorbes alternierend geöffnet und geschlossen, wie bei einer Ziehharmonika. Die Lungen werden optimal belüftet, die Wirbelsäule wird geschmeidig gehalten: Einmal lernen, immer anwenden!

» Haben Sie schon einmal bucklige Engel gesehen oder Hexen mit kerzengeradem Rücken? Wie war wohl der Rücken von Herkules? Und der unserer Helvetia auf Schweizer Münzen? Wie steht die Freiheitsstatue da? Wie sieht es mit der Rückansicht von Uniformierten aus? Ja, der Rücken hat so seine Tücken, ganz besonders bei der Bekleidung: Körpersprache und Wirkung hängen entscheidend von der Haltung ab. Die Rückenpartie ist deshalb das anspruchsvollste Teil der Bekleidung. Sitzt sie, stimmen Ärmel und Teilungsnähte. Wirft sie nirgends Falten, sieht man einfach schnittig aus! Sitzt sie jedoch nicht, klemmt das ganze Kleidungsstück bei jeder Bewegung. Auffallend, wie attraktiv Frauen und Männer in gut sitzenden Sakkos und Blazern aussehen. Der ultimative Test: Es kommen keine Hängeschultern und Rundrücken zum Vorschein, wird das Ding mal ausgezogen.

» … sprechen die Tiere im Märchen „Die weiße Schlange" zum Diener, nachdem er durch die Schlange Zugang zu geheimem Wissen erlangt hatte, das bisher vom König egoistisch gehütet wurde. Mit neu erwachten Fähigkeiten, der Achtsamkeit und dem Mitgefühl gegenüber den Rhythmen der Natur ist der Diener den Lebensaufgaben gewachsen. Die dankbaren Tiere bringen ihm den goldenen Apfel des Lebensbaums, mit dem er die Zuneigung einer Königstochter gewinnt.
Die Wirbelsäule gestaltet sich – wie die Schlange – aus der Spirale und der Welle als Urformen und Ursymbole des Lebens. Im komplementären Ineinandergreifen von Wellendynamik und Spiralstruktur spiegeln sich die Grundprinzipien des Lebens, die bis in die psychische Ebene hinein wirken.
Die Wirbelsäule repräsentiert den Lebensbaum, sowie die zentrale Achse unserer Innenwelt. Ausrichtung und Haltung unserer Wirbelsäule sind Ausdruck unseres Selbstbewusstseins und unserer unbewussten Potenziale, dieses zu erweitern. Das Spiel der Möglichkeiten zwischen Aufrichten und Beugen beeinflusst, wie wir natürliche Gegebenheiten wahrnehmen und mit unserem gestalterischen Willen reagieren. Die einfühlsame und respektvolle Bewegung unserer Wirbelsäule sowie das Meditieren über ihre symbolische Bedeutung können uns helfen, einen bewussten Bezug zu unserer Lebensweisheit zu finden.

Fashion
Rücken mit Tücken

Halten Sie es mit Knigge, der sagte: „Man esse mit Sakko, bis der Hausherr sich desselben als Erster entledige." So retten die Schulterpolster den gesegneten Appetit der Tafelrunde. Sobald Sie sich jedoch der Jacke entledigen, ist gute Haltung Pflicht!

Psychologie
„Wir wollen's dir gedenken und dir vergelten"

Hula-Hoop – Bringen Sie Ihre zentrale Achse in Schwingung! Meditieren Sie über Ihren Lebensbaum! Lassen Sie Mut und Demut in Ihnen wachsen.

Brust & Bauch

**Zart-feminine Weichheit
statt harter Urteile!**

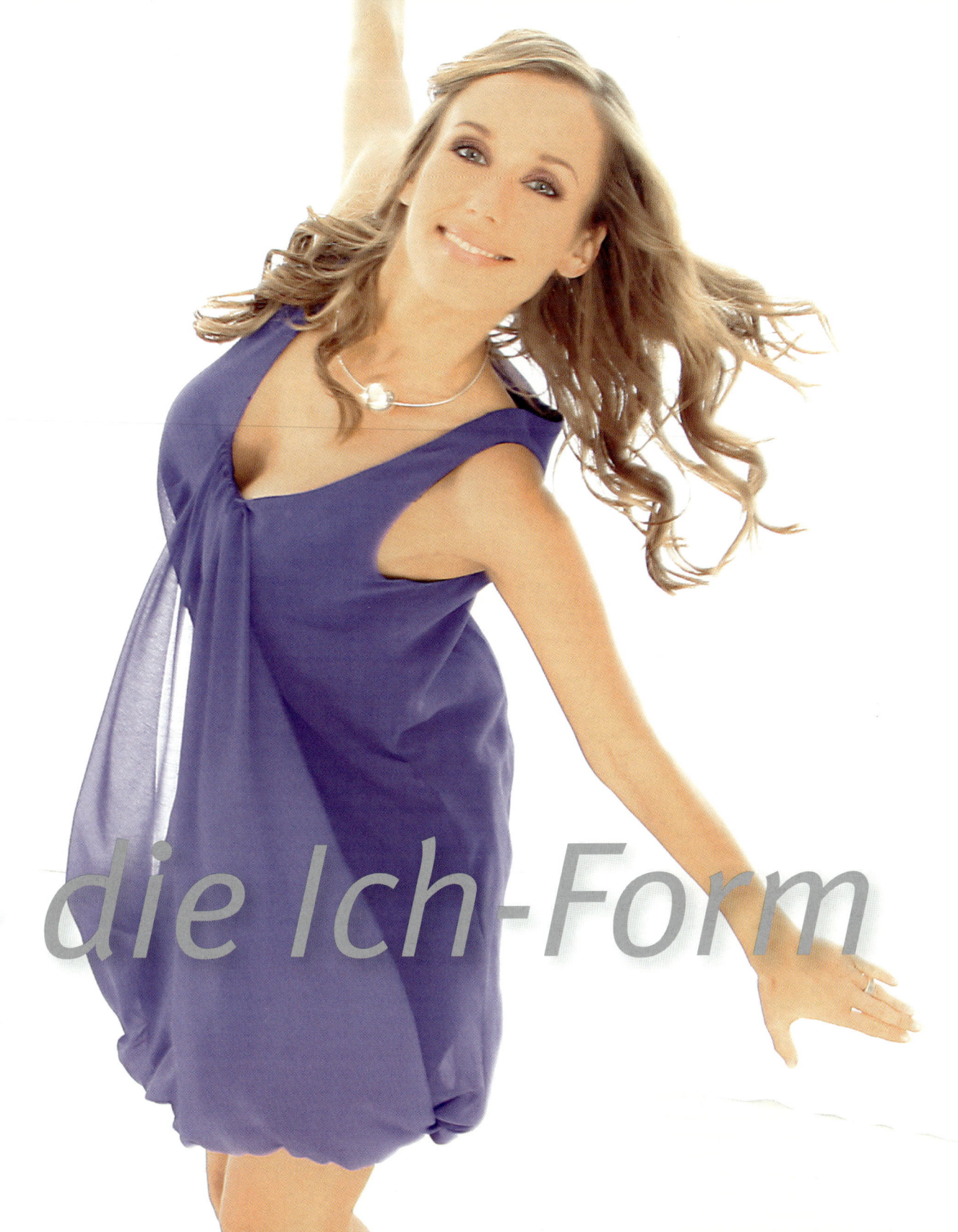

– die Ich-Form

Mehr Busen, weniger Bauch? So geht's!

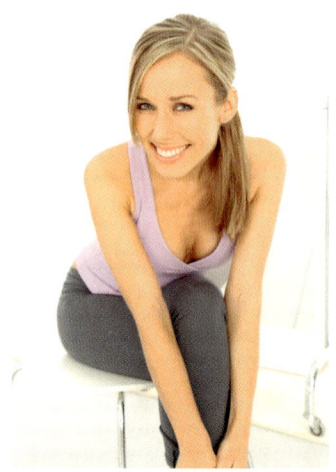

„Im Körperzentrum stecken Energie und Verletzlichkeit gleichermaßen. Intensive Atmung und Vertrauen auf das Bauchgefühl stärken von innen – diese Kraftquelle versuche ich jeden Tag positiv für mich zu nutzen."

Höchste Sensibilität, Identität und Verletzlichkeit spiegelt der weibliche Torso wider: Unendliche Male in Stein gemeißelt, auf Leinwand gemalt, in Bronze gegossen, auf Fotopapier gebannt – Künstler aller Zeiten kriegen nie genug von der Darstellung von Busen und Bauch, den Symbolen der Weiblichkeit. Schwangerschaft und Stillen heben die vordere Körperregion endgültig in mystische Sphären – aber nur für Männer. Frauen haben meist eine nüchternere Meinung über ihre Frontansicht.

Top of the Problemzonen

Die eigenen Urteile sind oft vernichtend, vor allem wenn Hollywood-Starlets von ihren Sixpacks schwärmen und in People-Magazinen pralle Brüste aus allen Dekolletés quellen. Der eigene Busen wird fast immer als zu groß, zu klein, zu schlaff wahrgenommen. Ähnlich geht es dem Bauch, nur dass dort das Reklamations-Spektrum eingeschränkter ist. Er ist entweder zu fett oder infolge Schwangerschaften nicht mehr straff oder gar gestreift. Beim kritisierten Busen helfen raffinierte BHs. Quillt der Bauch, zieht man ihn mit militärischer Konsequenz ein. Das hilft auf den ersten Blick, auf den zweiten ist's ein Teufelskreis: Das Zwerchfell wird durch die Daueranspannung lahm gelegt, die Atmung flacht ab, der rhythmische Austausch zwischen Ober- und Unterbauch versiegt und mit ihm die Darmtätigkeit. Verstopfung und ihre mehr oder weniger gewaltsame Therapie reizen den Darm zusätzlich. Die Diagnose heißt dann schnell mal Reizdarm, gegen den man leider nichts tun kann. Inzwischen spannen die Muskeln weiter, sind super trainiert und signalisieren Gesundheit und Spannkraft nach außen, während im Innern nichts mehr oder zu viel geht. Da legt das Bauchgefühl sein Veto ein!

Das kluge Bauchgefühl

Hängebusen und Quellbäuchlein haben ihre Ursachen oft in schlechter Haltung. Oben ohne: Fehlt die Dehnspannung und sind die Schultern vorgezogen, geht's abwärts: Der eingesunkene Brustkorb fordert die Schwerkraft förmlich auf, den Abwärtstrend wacker voranzutreiben. Zudem wird die Atmung eingeschränkt, Sauerstoffmangel vernichtet die Energie. Unten ohne: Mangelnde Dehnspannung im unteren Rückenbereich lässt das Becken nach vorne kippen und fördert so die Hohlkreuzstellung. Und das ist wörtlich zu nehmen: Die Organe werden mit ihrem ganzen Gewicht nach vorn gegen die Bauchwand gedrückt. Wird der Bauch nun eingezogen, fördern die dauerangespannten Muskeln einen Kugelbauch und verlieren an dynamischer Elastizität. An die Stelle des intuitiv-leichten Bauchgefühls tritt ein Beton-Gas-Gemisch: Gebläht, verstopft, verspannt – alles, was wir lieber nicht fühlen möchten. Das Bauchgefühl ist übrigens alles andere als dumm: Der Darm ist das einzige Organ, das auch ohne Gehirn denken kann! Das Darmgehirn besteht aus echten Gehirn-Nervenzellen. Nur so kann er seine hochkomplexe Aufgabe überhaupt erfüllen. Fällen Sie also den Bauchentscheid zugunsten Ihrer Körpermitte! Durch die Jahrtausende war die weibliche Körpermitte ein Kulturthema, ob in Fülle oder Schmalheit betont. Das geltende Schönheitsideal hat unbestritten hohe Bedeutung. Schöpfen Sie Ihr Potenzial aus, bevor Sie die Selbstkasteiung übertrieben gegen sich selbst richten!

Der Stil hat seinen Sitz im Herzen.
(Fürchtegott Christian Fulda, deutscher evangelischer Theologe und geistlicher Schriftsteller, 1768–1854)

Übung: Lassen Sie's fließen

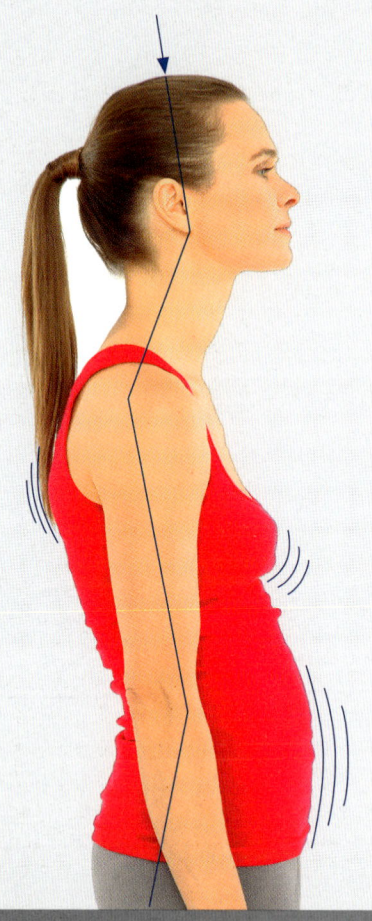

 Der Hängekollaps: Ein eingesunkener Brustkorb schränkt die Atmung ein und lässt selbst den schönsten Busen hängen. Das Hohlkreuz kippt den Bauch nach vorne aus. Gegen dieses Bäuchlein helfen weder Training noch Diäten. Der Energieverlust gleicht einem Stromausfall!

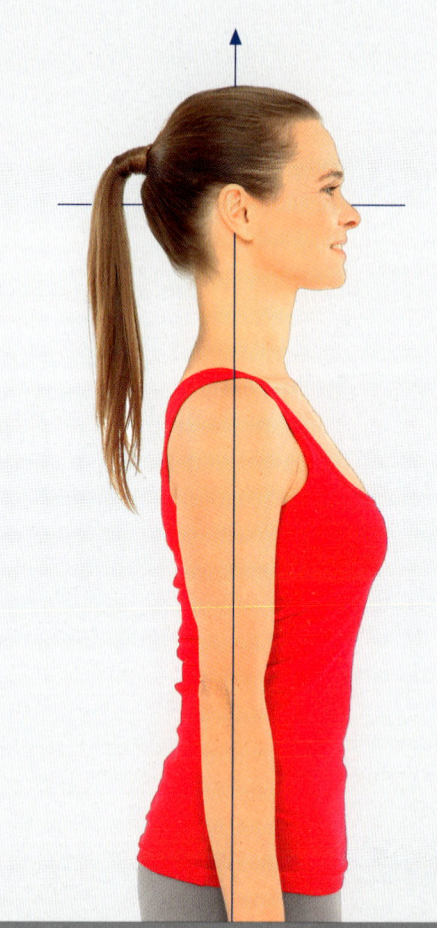

Das Schönmacher-Prinzip: Schöner Rücken, integrierter Brustkorb und attraktiver Busen oben, unten ein aufgerichtetes Becken, in dem alle Organe und sogar Babys sicher getragen werden können. Lebendigkeit und Lebensfreude dank Haltungs- und Bewegungsqualität!

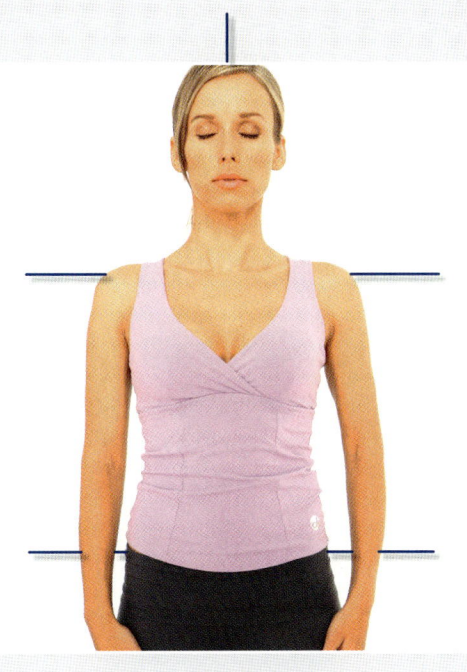

START

» Gehen Sie in die Dehnspannungs-Position, mit allem Drum und Dran samt entspannten Kiefergelenken. In dieser Position werden Körper und Geist auf optimalen Empfang gestellt. Achten Sie darauf, Ihr Becken aufzurichten und den Bauch zu entspannen.

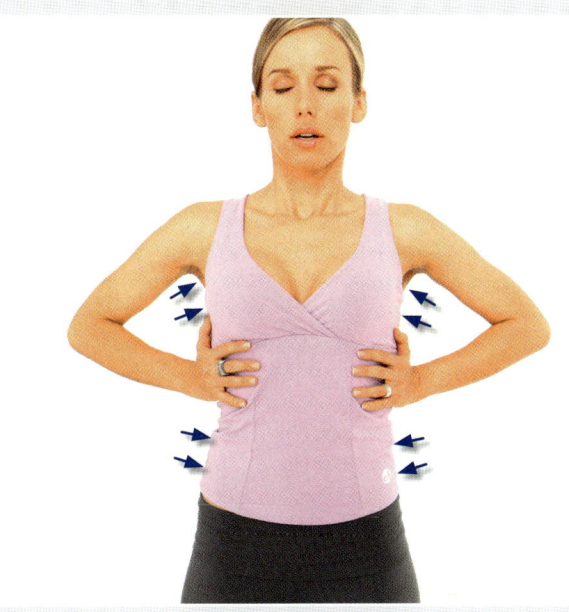

AKTION

» Stellen Sie sich Ihren Torso als Gefäß vor und lassen Sie die Luft in einem tiefen und doch leichten Atemzug wie klares Quellwasser in den Körper fließen. Der Unterbauch füllt sich zuerst, der Luft-Pegel steigt. Die Flanken füllen sich, der Atem steigt weiter hoch, so hoch er will – vielleicht bis in die obersten Lungenspitzen unter Ihren Schlüsselbeinen. Beim Ausatmen sinkt der Pegel. Dann herrscht für einen Augenblick nichts als Ruhe, bevor der Atem wieder einsetzt und Ihren Körper belebend füllt.

Notiz „Steuern" Sie den Atem nicht. Vertrauen Sie Ihrem inneren Rhythmus. Langsames Ein- und Ausatmen gibt Ihrem Körper Zeit, den Sauerstoff zu nutzen. Lassen Sie die Wirbelsäule im Atemrhythmus schwingen. Geben Sie den Augenblicken zwischen Aus- und Einatmen Zeit.

Im Alltag

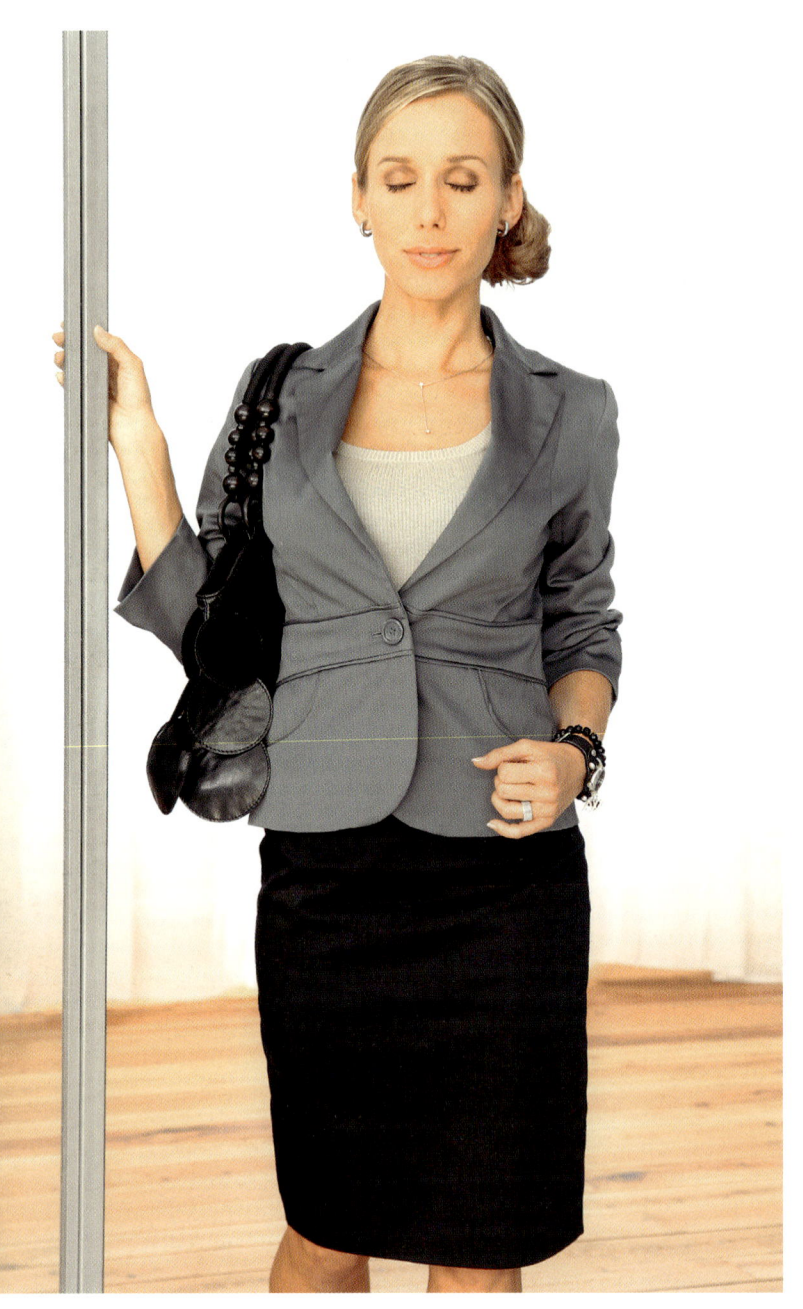

Oase: Sein statt Schein

» Schaffen Sie sich diese meditative Oase mehrmals täglich: Als selbstbewusste Frau orientieren Sie sich stilsicher nach außen. Pflegen Sie diese Achtsamkeit auch nach innen: Der Atem ist Ihre Energiequelle – garantiert kalorienlos! Nach dem Schminken – die kleine Kur nach innen mit Kraftaufbau in der Haltung und Energiezufuhr im Atem. Beim Betreten des Arbeitsplatzes, der U-Bahn oder wo immer Sie sind: Ihre persönliche Dreißig-Sekunden-Wellness-Oase haben Sie in sich drin!

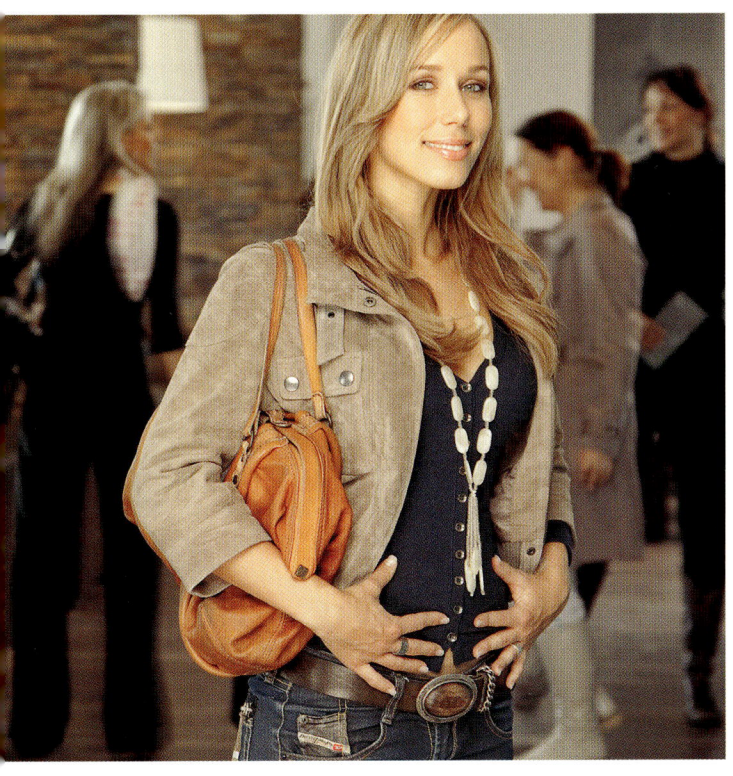 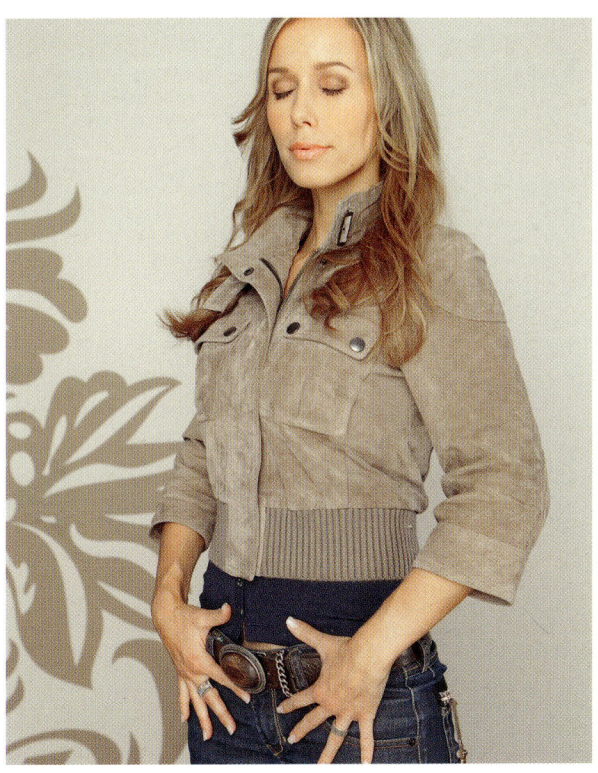

Im Pulk: Identität und Ruhe bewahren

» Stau auf der Autobahn, überladene U-Bahn, Gedränge im Supermarkt: Nehmen Sie diese Herausforderung an. Ziehen Sie Ihre emotionalen Boxhandschuhe aus und nutzen Sie die Energie der Souveränität. Denn der Kampf gegen die Masse ist ebenso freudlos wie unsinnig. Je nach Situation tut vorerst tiefes Einatmen gut, um überhaupt Luft zu bekommen im Getümmel. Vielleicht ist Ihre Atmung gestaut – dann tut tiefes Ausatmen gut. Begleiten Sie Ihren Atem freundschaftlich.

Stresssituation: Überwältigend überzeugend

» Sie gehen die Wände hoch! Das gibt's einfach nicht! Ob Sie sich nun abregen oder überzeugend die Drama-Queen geben wollen – Sie brauchen Energie: Spannen Sie sich auf ohne zu verkrampfen. Richten Sie das Becken mit dem Reißverschluss-Trick waagerecht aus. Tauchen Sie mit offenen oder geschlossenen Augen in sich selbst ab. Sie schöpfen geräuschlos, aber bewusst Atem, lassen die Luft ein- und ausströmen – und sind voll Energie. Sie bleiben bei sich mit Überzeugung: Was immer Sie tun wollen, tun Sie's!

Tipps & Tricks

Medizin
Atem ist Leben!

Nutzen Sie ein Geheimnis aus dem alten Indien für sich: Im Tantra wird die Atmung erfolgreich zur Energielenkung eingesetzt.

» Die Natur hat die Vermählung von Atmung und Bewegung klug eingefädelt. Jede Antilope kriegt das hin: Die raumgreifenden Bewegungen führen im gestreckten Galopp automatisch zum rhythmischen Öffnen und Schließen des Brustkorbs. Beim Zweibeiner Mensch funktioniert das ganz ähnlich: Der gesamte Bauch- und Brustraum wird mit jeder Bewegung im Wechselrhythmus links-rechts verschraubt. Eine Seite bleibt dabei offen, die andere geschlossen – eine stimulierende Organmassage für Lunge, Herz und Eingeweide. Fazit fürs moderne Büro: Immer wieder mal tief Luft holen. Das belebt die Organe und lässt Ihre Stimme selbstbewusst und voll erklingen. Kombinieren Sie die Vollatmung mit einer Wirbelsäulendrehung – zum Beispiel beim kerzengeraden Yoga-Drehsitz auf dem Bürostuhl.

Fitness
Kraft aus dem Zentrum

Entdecken Sie die Flankenatmung (siehe Übung Seite 63), schöpfen Sie neue Kraft aus Ihrer Mitte.

» Lass die Bewegung aus einer starken Mitte fließen!" In unserem Zentrum liegt der Ausgangspunkt jeder Bewegung. Die Rumpfmuskulatur ist hauptverantwortlich für Stabilität und Mobilität, diagonal verlaufende Muskeln garantieren Stabilität und volle Bewegungsfreiheit. Beim Yoga liegt das Energiezentrum im Solarplexus – einem Nervengeflecht oberhalb des Bauchnabels, dem Sitz von Kraft und Willenskraft, Selbstvertrauen und Selbstkontrolle. In den asiatischen Kampfkünsten liegt das Gravitationszentrum Hara etwas unterhalb des Bauchnabels. Im Pilates kennt man genau diese Stelle als Powerhouse. Entdecken Sie Ihr persönliches Kraftzentrum – optimal zwischen Kopf und Becken aufgespannt. Brust und Bauch erfahren automatisch Straffung, die Schultern bleiben locker. Lassen Sie die Atmung im Rhythmus der Bewegung frei fließen.

» Das Leben ist doch einfach da, um gelebt zu werden. Ist es nicht gerade deshalb anmaßend, über andere zu urteilen – selber tu ich nur laut denken: Die Woodstock-Ära mit den „Schmeißt-die-BHs-weg"- Parolen sind Gott sei Dank vorbei. Weiber tragen wieder welche! Einige handeln da frei nach dem Motto „weniger ist mehr". Man denke an niedliche Push-ups und überquellende Wonderbras. Doch kommt dabei unwillkürlich die Frage auf: Wie kann man sich bloß so ein Ding umschnallen und den ganzen Tag wegen ein paar Zentimetern mehr so leiden? Zu Hause in der heimischen Privatsphäre folgt der Schreck: tief eingegrabene Trägerabdrücke auf der Haut für die nächsten Stunden. Besser man löscht gleich alle Lichter. Und dann gibt es da auch noch die tatsächlich üppig ausgestatteten Frauen. Die hatten zu Beginn der Pubertät Körbchengröße B und haben entschieden, nur noch diese Größe zu tragen, auch wenn der Umfang mittlerweile zu Doppel-D angewachsen ist. Der BH schnürt seinen Inhalt so sehr ein, dass uns gleich vier Brüste zuzwinkern.

Fashion
Hand aufs Silikon

Maßnehmen statt einschnüren: Ein perfekt sitzender BH lässt den Busen aufatmen – lassen Sie sich von einer Fachperson beraten und beschummeln Sie sich nicht selbst!

» … spricht Ali Baba in einem Märchen von Tausendundeiner Nacht „Ali Baba und die vierzig Räuber" und gelangt in die Höhle der wunderschönen Schätze. Ali Baba wird von einer Fülle von Lebensmöglichkeiten ergriffen, die im Zusammenhang mit Eros stehen, und Ali Baba fühlt neue Energie. Die Geschichte erzählt den Weg zu neuer Beziehungsfähigkeit, wenn der Schmuck als Sinnbild der Weiblichkeit aus den Händen der Räuber befreit wird. Die Tür öffnet sich, indem sich Mann und Frau der Gier, des Neids und ihrer dominierenden und ausbeuterischen Haltung gegenüber dem anderen Geschlecht bewusst werden. Das Akzeptieren der Lebensklugheit und Weisheit, die in der eigenen Brust wohnen, öffnet die oft seit Langem verbarrikadierte Höhle, in der das Herz verschlossen ist. Die wieder hergestellte Beziehung zu diesem Schatz in seiner Kammer ist die beste Voraussetzung für die Heilung unseres Verhältnisses zur Mutter Natur und nicht zuletzt die beste Voraussetzung für ein wirklich erfolgreiches „Busenmanagement".

Psychologie
„Sesam, öffne dich …"

Sehen Sie Ihr Dekolleté als Sesam zu mehr Weiblichkeit und Sinnesfülle! Leben Sie das Lebensgefühl, mit dem sich auch scheinbar verschlossene Türen öffnen können! Der herausquellende Reichtum lässt Ihr Dekolleté strahlen.

Apropos Po

Helfen Sie Ihrem Beckenboden aus der Klemme!

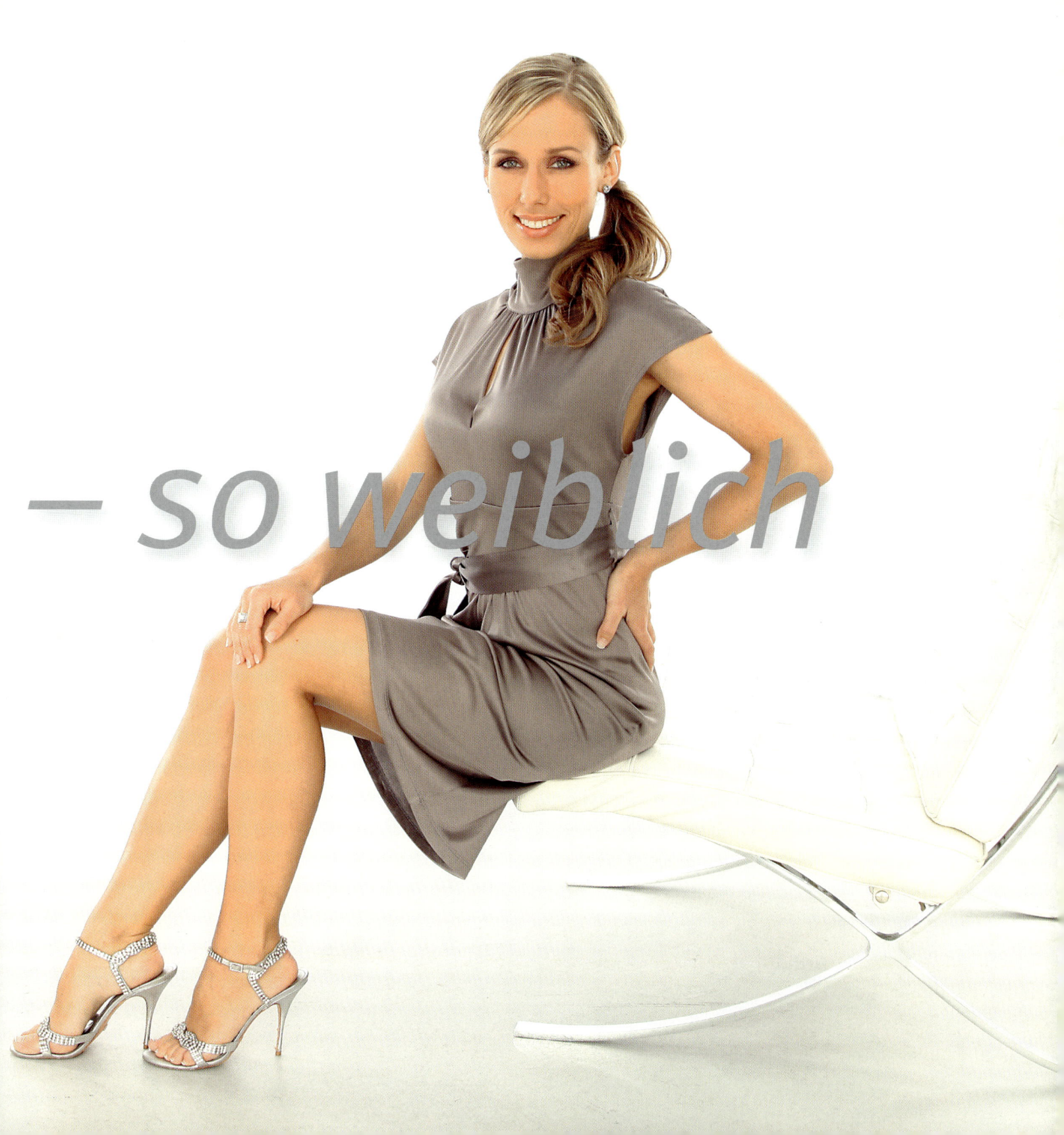
– so weiblich

Lust statt Frust

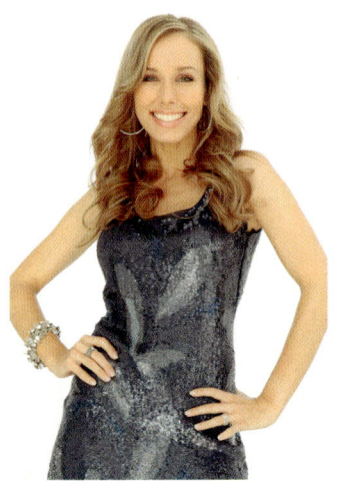

„Der Beckenboden ist das Trainingszentrum, das Sie quasi immer bei sich haben – sitzend, gehend und stehend sammle ich die Kraft meiner Mitte und schöpfe daraus."

Die Rückansicht der weiblichen Körpermitte schaltet bei gut 50 Prozent der Weltbevölkerung den Verstand zumindest kurzzeitig aus. Das ist genetisch bedingt und sichert den Erhalt der Spezies. Neben der visuellen Attraktion ist das Becken ein Bio-High-Tech-Konstrukt. Sexualität, Geburt und das ganze menschliche „Spülsystem" bauen auf dem Beckenboden auf. Das Geheimnis dabei ist Spannung und Entspannung in Harmonie. Die Fakten: Die meisten Frauen haben entweder zu wenig oder zu viel Spannung im Beckenboden.

Ent-spannendes zum Thema Beckenboden

Der Beckenboden hatte in den vergangenen Jahren einiges auszuhalten: Kaum entdeckt, wurde er mit Empfehlungen bombardiert. Die gingen vom monotonen Dauer-Anspannungs-Befehl bis zu „Stellen Sie sich vor, Sie saugen einen Tennisball in Ihre Vagina". Geradezu schamhaarsträubend! Eine ganze Generation spannte den Beckenboden an, ohne zu wissen, wie das überhaupt genau funktioniert. Alles, was man dabei fühlt, sind steinharte Pobacken, die so herzlich wenig mit dem Beckenboden zu tun haben! Dieser Kraftakt beschert dem Beckenboden nichts als Verkrampfungen. Er wird unsensibel und verspannt wie ein alter Drahtesel. Verstopfung, Inkontinenz und der vage Eindruck, hier irgendetwas nicht zu spüren, sind die Folgen. Höchste Zeit, mal wegzuhören und hinzugucken: Das knöcherne Becken endet nach unten trichterförmig. Diese ungefähr faustgroße Öffnung wird durch einen muskulären Dichtungsring geschlossen, der sich raffiniert um die drei weiblichen Körperöffnungen schlingt. Es ist sein Job im richtigen Moment zu halten und loszulassen. Wird der Beckenboden falsch oder zu stark trainiert und auf Teufel komm raus angespannt, kann er sich kaum entspannen, Elastizität ist ihm ein Fremdwort. Unfreiwilliger Urinabgang – beim Lachen, Husten, Niesen oder Laufen – ist typischerweise die Folge von zu wenig Spannung oder Spannung im falschen Moment.

Das körpereigene Trampolin

Die Wellen des Orgasmus symbolisieren am schönsten die pulsierende Elastizität des dynamischen Beckenbodens. Ist er verspannt, prallen die Wellen an Betonmauern ab; ist er zu lasch, pulsiert nicht viel. Ein richtiger Lustkiller! Erobern Sie sich die Vitalität Ihres Beckenbodens zurück. Nicht zu unterschätzen ist zudem die Auswirkung auf Rückengesundheit und Ästhetik: Der Dreifachdichtungsring pflegt gute Beziehungen zu seinem Umfeld. Bleibt er flexibel, kann er die Trichterform des Beckens aktiv unterstützen und das Kreuzbein dynamisch verankern. Das gibt die ersehnte Stabilität im Becken-Kreuz-Bereich. Spannend im wahrsten Sinne des Wortes ist die Verbindung des Beckenbodens zu Oberschenkel und Reiterhose. Seitlich führen die tiefsten und untersten Anteile der Pomuskeln als Verlängerung des Beckenbodens weiter: Diese Muskelkette erweitert den Beckenboden vom Sitzbeinhöcker seitwärts zum äußeren Abschluss der massiven Oberschenkelknochen. So ist der Beckenboden wie eine Trampolinmatte aufgespannt und seitlich stabil, aber flexibel festgezurrt – wie gemacht für große Sprünge ohne Pipifax! Fehlt diese Muskelspannung, dreht der Oberschenkel nach innen, die Beinachsen geraten aus dem Lot. Seitlich werden die typischen Reiterhosen sichtbar, das Trampolin hängt durch, die Dichtungsringe sind lose. Das unangenehme Gefühl, ausgeleiert zu sein, macht unsicher!
Fassen wir zusammen: Ein gut tonisierter Beckenboden ist Lustspender, Gesundheitsförderer, Sicherheitsagent, Meisterklempner und Reiterhosenentferner in Personalunion. Wer möchte da nicht gleich lustvoll losüben, um ihn in Topform zu bringen?

> **Die Außenseite eines Menschen ist das Titelblatt des Innern.**
>
> *(Aus Persien)*

Übung: Entdeckt und erweckt

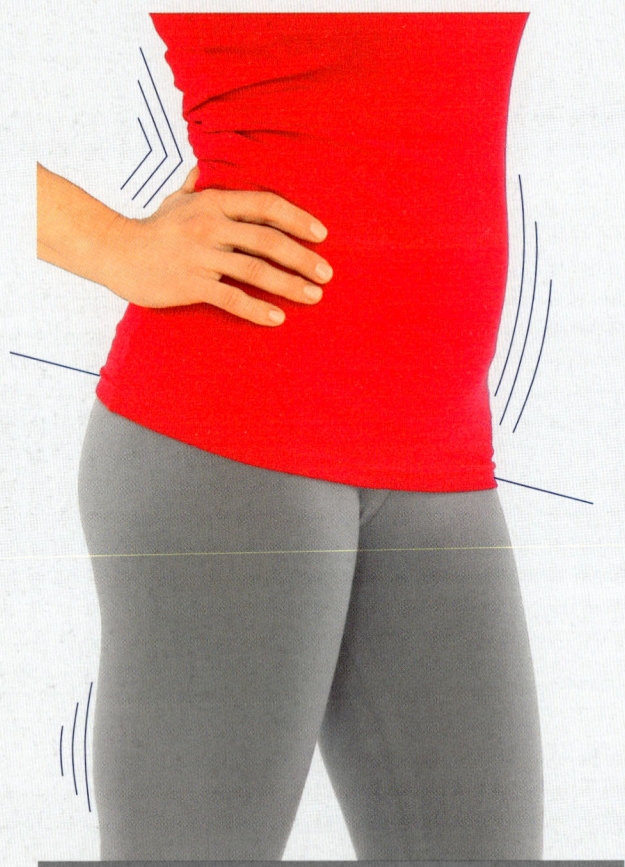

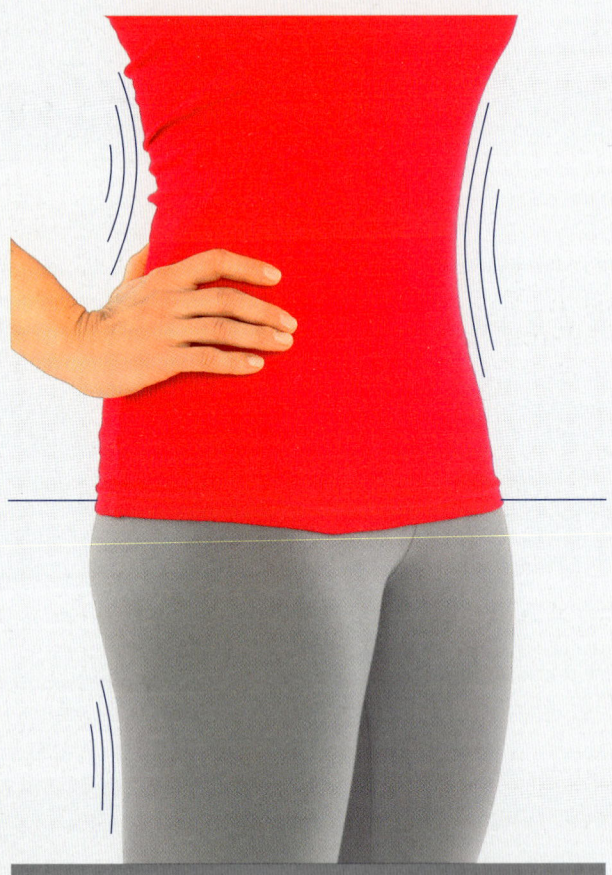

 Ausgekugelt: Das Becken kippt nach vorn und seitlich weg. Das verzieht die fixierenden Muskelsysteme. Trendelenburg-Syndrom nennt sich die Untugend. Sie verzieht den Beckenboden und würgt den Oberschenkelkopf aus seiner stabilen Verankerung in der Gelenkpfanne. Hohlkreuz, Quellbauch, Beckenbodenprobleme und Reiterhose gehören zur Fehlstellung.

 Ausgeklügelt: Das zentrierte Becken lässt die Silhouette schlanker erscheinen, Sie gewinnen an Beinlänge und Größe. Der Oberschenkelkopf liegt stabil in der Gelenkpfanne des Beckenknochens. Der Beckenboden ist wach, bereit zum Anspannen oder Entspannen.

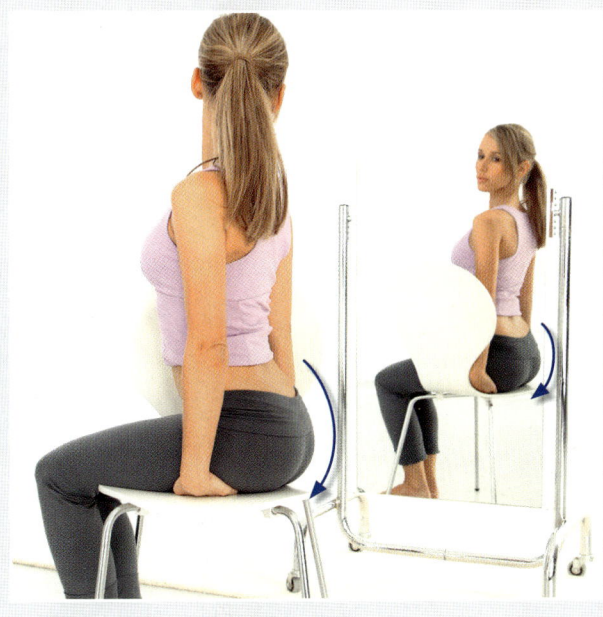

START

» Setzen Sie sich auf Ihre Hände, indem Sie diese links und rechts zwischen Sitzfläche und Po schieben. Finden Sie Ihre beiden Sitzbeinhöcker, die abgerundeten Knochen, die das Becken nach unten abschließen. Der Beckenboden befindet sich nun zwischen Ihren Händen.

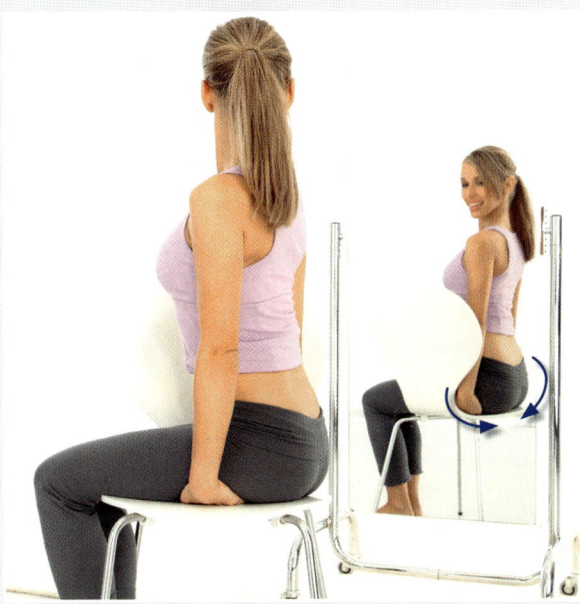

AKTION

» Ziehen Sie langsam, ohne die Pomuskeln anzuspannen, mit Ihren Fingern die Sitzbeine durch sanften Stretch auseinander. Idealerweise empfinden Sie jetzt ein Lustgefühl – aber das müssen Sie ja keinem verraten. Nun ziehen Sie die Sitzbeinhöcker ohne Hilfe der Hände langsam wieder zusammen, möglichst ohne Gefühl eines „Röhrendrucks" in der Vagina. Versuchen Sie zu differenzieren zwischen Beckenboden und Pomuskeln. Nur die Dichtungsringe sollen arbeiten. Ganz isoliert geht das selten: Hauptsache ist, die Pobacken bleiben locker.

Notiz Halten Sie Ihre Pomuskeln locker. Sie können diese Übung auch in Rückenlage mit angezogenen Beinen machen. Sollte sich das Lustgefühl noch nicht einstellen, geben Sie Ihrem Beckenboden Zeit. Solche Wellness ist er in der Regel nicht gewohnt.

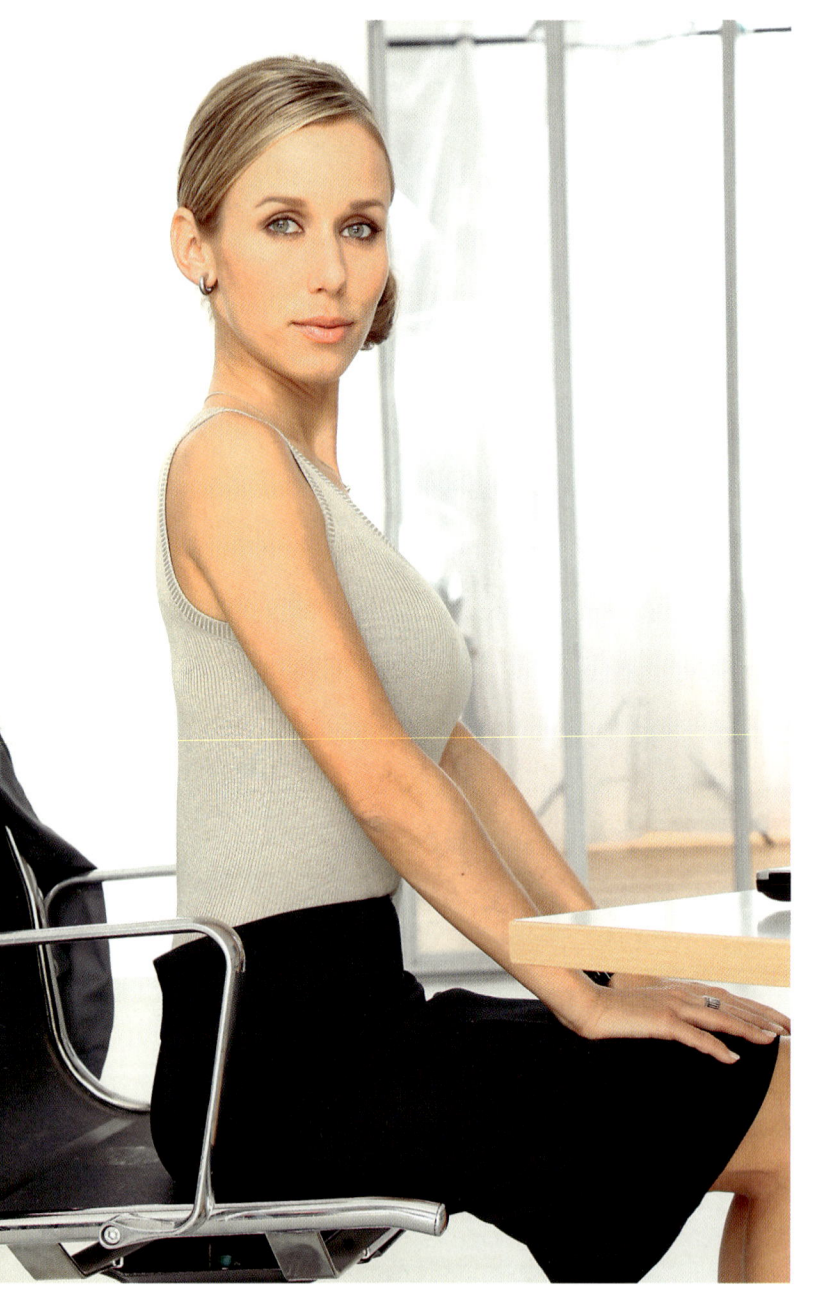

Im Alltag

Arbeitsplatz: Der diskrete Büroflirt

>> Das zentrierte Becken hilft Ihnen, konzentriert und geerdet zu bleiben. Zum Thema Sitzen gibt es in Kapitel 12 weitere Anregungen. Setzen Sie sich bewusst auf die Sitzbeinhöcker. Sie können sich etwas „einschaukeln", danach finden Sie Ihr Zentrum. Stellen Sie sich den Beckenboden vor, wie er auf der Sitzfläche aufliegt, keinen Zentimeter davon entfernt. Sind sich die beiden so nahe gekommen, ist ein Flirt fast unvermeidlich. Lassen Sie den Beckenboden durch An- und Entspannung mit der Sitzfläche kommunizieren.

Treppe: Elastisch mit BB-Power

>> Treppensteigen ist ein tolles Beckenbodentraining. Haben Sie Ihre Lieblingstreppe schon auserkoren? Dann stellen Sie sich vor sie, ein Bein auf die unterste Stufe. Das Becken darf auf der Standbeinseite nie seitlich weg oder gar nach oben rutschen. Beim Schritt auf die nächste Stufe stoßen Sie sich mit elastischem Beckenboden-Impuls ab – wie ein Gummiball, der auf jeder Stufe elastisch in die Höhe springt. Am besten trainieren Sie vorerst in Zeitlupe. Einmal geschnallt, wird jede Treppe zum willkommenen Trainingsgerät. Übrigens: Treppe runter funktioniert genauso gut – nur etwas schwieriger.

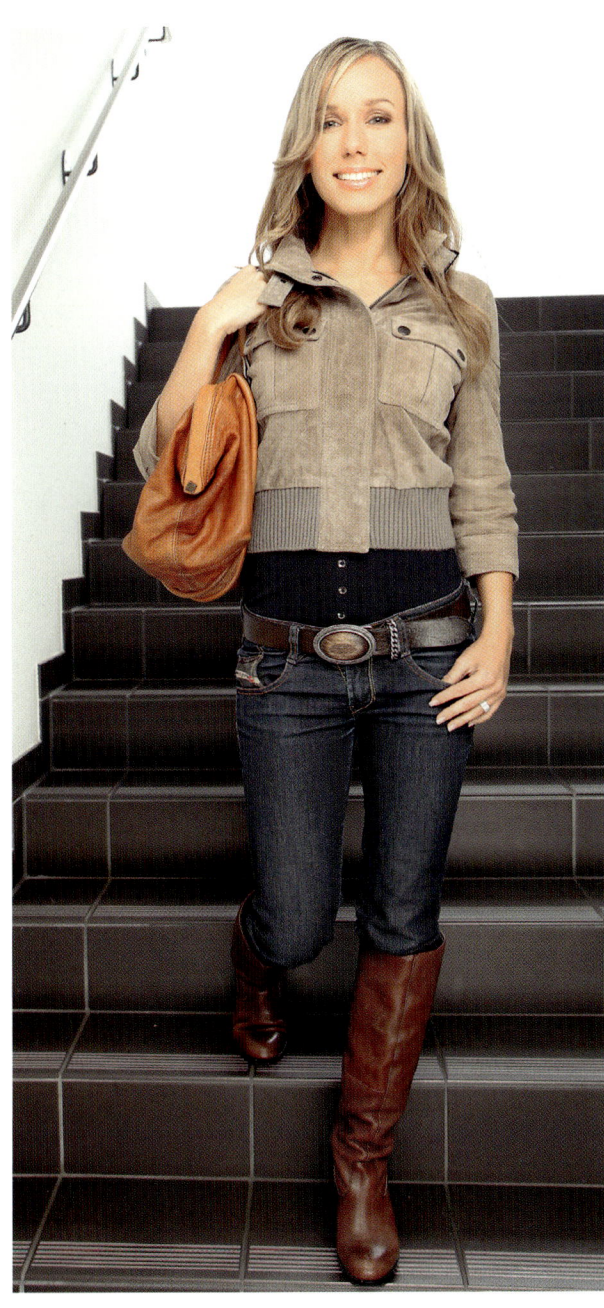

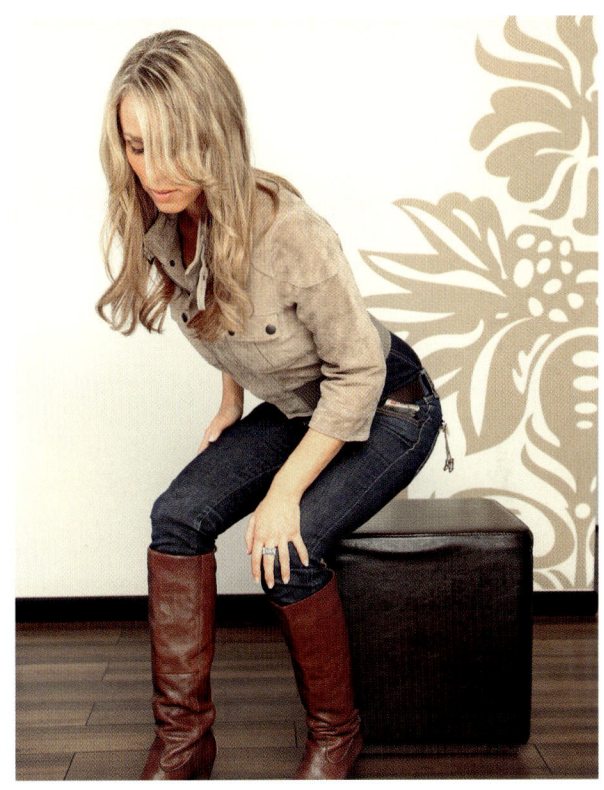

Toilette: Lustvoll statt verkniffen

» Die Pinkel-Stopp-Strategie ist veraltet: Wer beim Wasserlassen Zwangspausen einlegt, arbeitet gegen die Natur. Lustvolles Pinkeln kennen die meisten aus Kindertagen. Warum sollten Sie sich das befreiende Gefühl durch Zwänge vergällen? Sinnvoll ist konsequenter Verschluss, bis Sie wirklich bequem sitzen. Und dann öffnen Sie einfach ebenso konsequent die Schleusen. Nach erledigtem Geschäft erheben Sie sich mit dem Impuls aus dem Beckenboden. Elastisch von A bis Z!

Tipps & Tricks

Medizin
Becken mit und ohne Boden

Üben Sie immer beides– Anspannen und Loslassen. Entscheidend ist die Balance zwischen Anspannen- und Loslassen-Können, jeweils im richtigen Moment.

» Zwei Dinge braucht ein Muskel: Spannung und Entspannung. Das gilt für den Beckenboden-Muskel ganz besonders. Anspannen und Loslassen! Fehlt dem Beckenboden die Kraft, wird das Becken schnell zum Fass ohne Boden. Inkontinenz und Senkungsbeschwerden sind vorprogrammiert. Verliert der Beckenboden seine Fähigkeit zur vollen Entspannung, bringt dies das Fass bald zum Überlaufen. Dann blühen uns Verstopfung, Rissbildung und Hämorrhoiden. Das Timing entscheidet: Auf dem Thron klappt's nur mit absoluter Entspannung. Ruhiges Sprechen erfordert einen elastisch-weichen Widerstand des Beckenbodens. Wollen Sie Ihre Stimme kräftig einsetzen, hilft sanfte Vorspannung. Starker Körpereinsatz braucht kräftiges Anspannen. Geburtsvorbereitung heißt aktiv loslassen, Wochenbett aktiv anspannen usw..

Fitness
Entspannung für dynamische Spannung

Ihre Atmung hilft Ihnen, im Training die Aktivität des Beckenbodens zu steuern, beim Ausatmen zwischen dosierter Anspannung und langsamer Entspannung. Ihr Beckenboden wird es Ihnen danken.

» Das Becken ist die Basis, welche die Rumpflast trägt und sie auf beide Hüftgelenke verteilt. Der Beckenboden dichtet, stützt, bewegt, packt zu, lässt los – ein spannend entspannendes Innenleben. Eine mehrschichtige Muskelplatte kombiniert Schließmuskel-, Stütz- und Bewegungsfunktion und stabilisiert den unteren Rücken. Viele Trainingsformen sind heute noch darauf getrimmt, den Beckenboden anzuspannen. Das führt zu Verkrampfung und Hartspann, die Sensibilität nimmt ab. Schöpfen Sie Ihre Energie aus dem Wechsel von Anspannen und Loslassen. Ein aktiver Beckenboden gibt den entscheidenden Impuls für Aufrichtung, Zentriertheit und Dynamik. Jede Treppenstufe wird zur Herausforderung. Übung macht auch hier den Meister. Tritt für Tritt und Schritt für Schritt spannt der Beckenboden ultrakurz bald von alleine an.

» Zur geografischen Po-Gegend gehören auch die Oberschenkel – und bei einigen Damen die Reiterhosen. Zeigen oder kaschieren? Im Kaschieren sind Sie gut. Aber zeigen?! Es ist leichter, als Sie denken: Wählen Sie alle Ober- und Unterteile in derselben Farbe, zum Beispiel alles in Schwarz. Oder entscheiden Sie sich für mindestens drei fast gleiche Farbtöne, vielleicht Kobaltblau, Marineblau und Nachtblau. Warum gerade drei? Es sieht einfach raffinierter aus: Sortieren Sie so Hose oder Rock, Pulli, Gürtel, Jacke, Schuhe, Strümpfe und Sie sehen aus wie Angelina Jolie! Bevorzugen Sie hingegen eine Prise Extravaganz, dann wählen Sie verschiedene Farbtöne, die gleich dunkel oder gleich hell sind. Also Schwarz, Dunkelbraun und Pflaume für den klassischen Auftritt, oder Kalkweiß, Ecru und Creme, und Sie erstrahlen wie Grace Kelly.

Fashion
Oh mein Popo

Absolut zwingend bei allen Farbtricks: Vermiesen Sie den brillanten Auftritt nicht mit einem abzeichnenden Slip! Entweder er passt perfekt und unsichtbar oder Sie lassen ihn ganz einfach weg. Strumpfhose mit Spickel reicht vollauf.

» … spricht Baubo, die Bauchgöttin im Demeter-Mythos. Sie zeigt sich ihr als kopfloser Frauenrumpf. Dies alleine reicht jedoch nicht, um die Erdmutter von ihrer Trauer über den Verlust ihrer Tochter Persephone zu heilen. Letztlich beginnt die Vagina, die dem Rumpf als Mund dient, saftige Scherze zum Besten zu geben. Dadurch verfallen erst Demeter und schließlich alle Götter in schallendes Gelächter. Die Tochter wird befreit und die Frauen wieder fruchtbar. Die Bauchgöttin repräsentiert Sensibilität, Ausdrucksweise und Kreativität des Beckenbodens. Er trägt einen zentralen Teil des Mysteriums der Weiblichkeit. Hier sitzt eine Urkraft, aus der heraus gejuchzt, gealbert, gelacht und geliebt wird. Baubo vermittelt den Frauen, dass ein bisschen Obszönität aus einer Depression herauskatapultieren kann. Die Lebensenergie blüht wieder auf. Die sprechende Vagina ist ein Symbol für die fundamentalen Wahrheiten aus den grundehrlichsten und unverschämtesten Tiefen der Menschlichkeit.

Psychologie
„Jetzt werde ich der guten alten Demeter erscheinen …"

Schicken Sie Ihren Mann „auf die Jagd" und veranstalten Sie ein Frauentreffen. Tauchen Sie ein in die feminine Atmosphäre, lachen Sie über sich selbst und Ihre eigenen Verrenkungen! Ganz nach dem Vorbild des Frauenquartetts in Sex and the City!

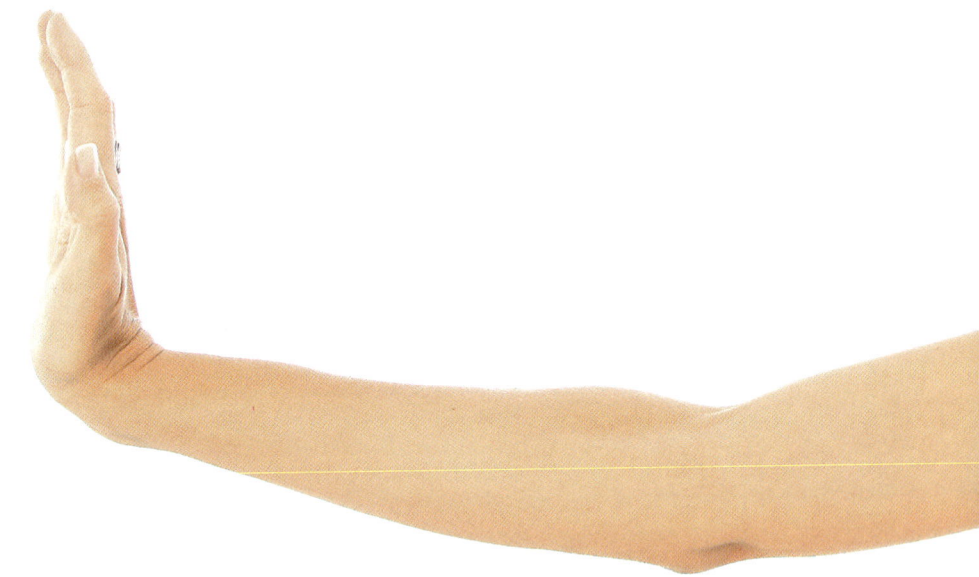

Schultern &

**Machen Sie sich zum Affen –
für Schultern und Arme lohnt
sich das!**

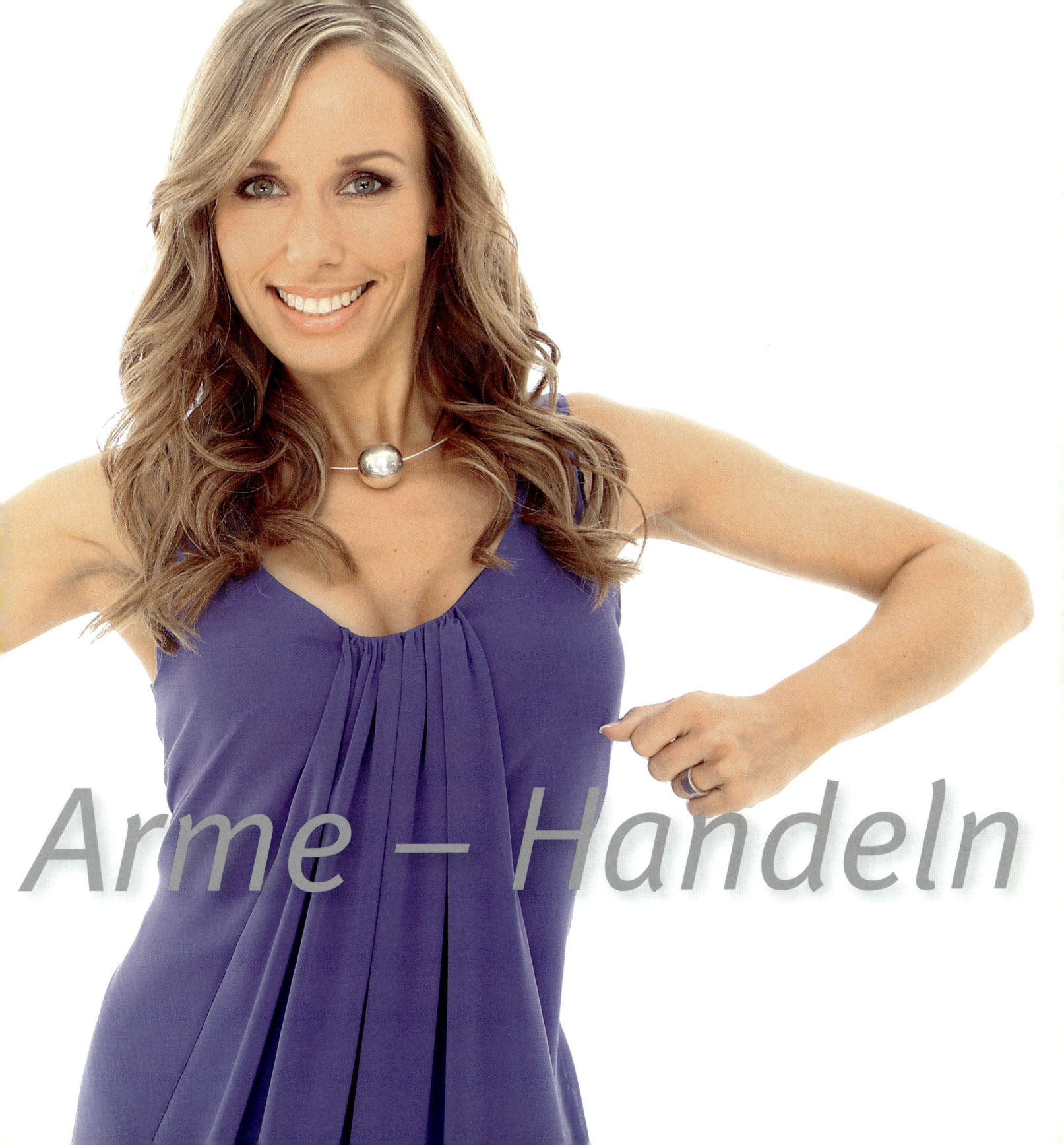

Schulterpolster ade!

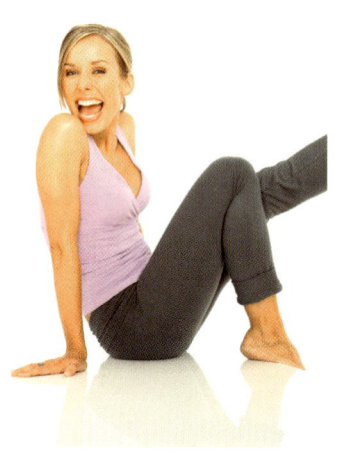

„Entwickeln Sie Schulterbewusstsein! Die Schultern sind wahre Dolmetscher der Körpersprache, mal stark, mal kokett. Bewusste Entspannung – immer mal zwischendurch – macht den harten Alltag viel leichter."

In stressigen Zeiten schlagen sich die Lasten, die wir zu tragen haben, im Schultergürtel nieder: Verspannungen werden zum Dauerzustand, Schmerzen schränken die Bewegungsfreiheit ein. Das ist noch so ein Teufelskreis, ein Rückschritt in der Evolution. Dabei wäre das Schultergelenk das beweglichste im menschlichen Körper: Um das Schulter-Arm-Hand-System begreifen zu können, hilft ein Blick zurück in der Evolution – weit zurück, als die Fische vor etwa 380 Millionen Jahren die feste Erde eroberten.

Vom Lurch zum Mensch

Stellen Sie sich vor, Sie wären so ein Lurch. Sie paddeln ans Ufer, strecken die Nase aus dem Wasser und beschließen: Ich will raus! Was tun Sie als kluger Lurch? Sie funktionieren Ihre Flossen um. Das seitliche Gepaddel bringt nichts auf dem festen Boden. Das war ein entscheidender Evolutionsschritt – und der dürfte einige Jahre gedauert haben. Die Vorderflossen braucht das neue Tier, um sich an Land vorwärts zu ziehen, die Hinterflossen um sich abzustoßen. Die Vorderflossen drehen greifend nach vorn-einwärts, die Hinterflossen schiebend nach hinten-auswärts: Wer jetzt „Außenrotation des Oberschenkels" ruft, kriegt 100 Punkte! Folgerichtig rotierte die vordere Oberarm-Flosse nach innen und entwickelte sich zum Vorderbein und noch später zum Arm. Als die Affen Äste und Baumwipfel eroberten, spezialisierte sich das Schulter-Arm-Hand-System zur vollen Blüte: Hangelnd, kletternd, schwingend – Fortbewegung war die Spezialität der Schultern. Danach ging's abwärts: Der Homo erectus kam auf den Boden zurück, die Arme waren von der Aufgabe der Fortbewegung befreit. Homo sapiens hatte die Hände wieder frei und wurde nach vier Millionen Jahren bewussten Handelns zum Homo bürolensis. Pech für die Schultern!

Hand über Kopf

Die Körpereinheit Schulter-Arm-Hand fordert volle Bewegungsfreiheit. Dabei spielt die Hand eine so zentrale Rolle, dass wir ihr eigens das nächste Kapitel widmen. Konzentrieren Sie sich nun auf den Schultergürtel und die Arme. Ein gewöhnlicher Arbeitstag bringt Sie zwar immer noch ab und zu auf die Palme, aber leider nur nervlich. Die meisten Menschen können die Arme nicht mehr schmerzfrei hochheben. Die Über-Kopf-Bewegung wird nur noch vor hohen Regalen und Gewürzschränken notwendig – und dort nur ultrakurz und mit minimalem Kraftaufwand. Oft ziehen die Schultern dabei nach vorn oben. Rundrücken und Schultergürtelverspannungen sind dann vorprogrammiert. Der Oberarmkopf wird aus seiner Pfanne gezogen, die Sehnen scheuern am Knochen, entzünden sich oder können gar reißen. Operationen ändern nichts an dieser Fehlhaltung. Handeln Sie vorher: Gesunde, starke Schultern sind immer auch entspannte Schultern. Sie sollten an Ihnen hängen wie eine frisch gebügelte Bluse auf dem Kleiderbügel: abgesenkt, leicht nach hinten und in voller Breite. Bauen Sie mit so positionierten Schultern so oft wie möglich Hand-über-Kopf-Bewegungen ein – für vollen Aktionsradius und Handlungsfreiheit, wie sie für unsere Vorfahren Gewohntheit waren.
Erweitern Sie Ihre Bewegungsfreiheit zugunsten locker-leichter Schultern. Machen Sie sich dabei ruhig zum Affen. Die verspielte Leichtigkeit in der Bewegung erweckt verkürzte Muskeln und dauergespannte Strukturen zu neuem Leben. Ihr Auftritt wirkt jugendlich dynamisch.

> **Lebenskunst ist die Kunst des richtigen Weglassens.**
> *(Coco Chanel, französische Modeschöpferin, 1883–1971)*

Übung: Erwecke den Drachen

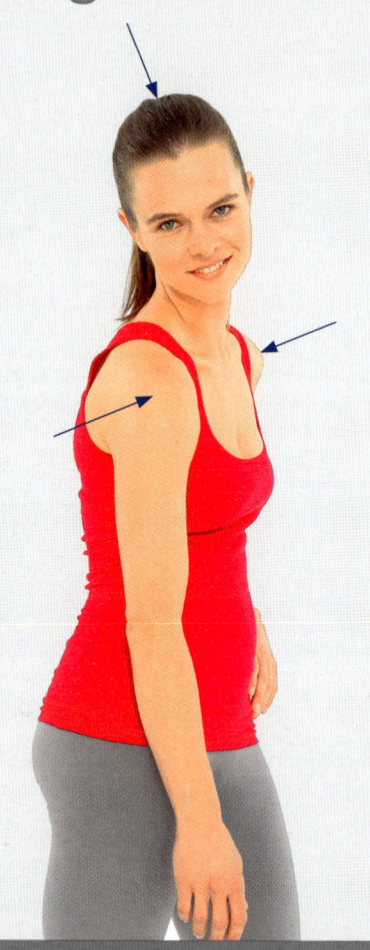

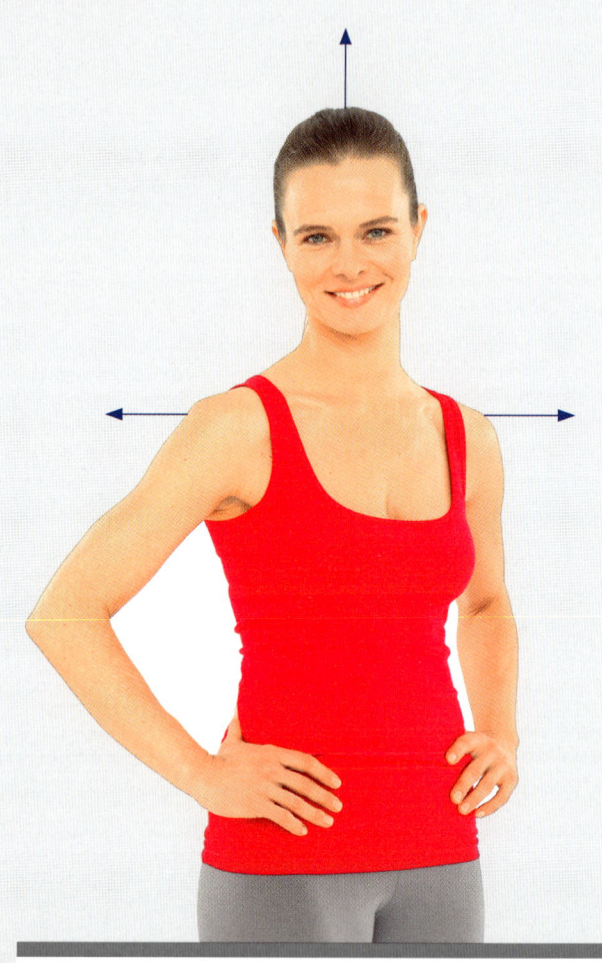

 Dämlich: Leider allzu oft auf Modefotos zu sehen: Die nach vorn oben gezogenen Schultern blockieren die natürliche Dynamik des Schultergürtels. Der Oberarm dreht nach außen, wird ziel- und kraftlos, der unübersehbare Rundrücken buckelt nach hinten aus.

Ladylike: Die moderne Frau koordiniert sich nach der Weisheit erprobter Entwicklung. Die Schultern sind nach hinten unten und in die Breite gespannt. Die Gelenke haben freien Handlungsspielraum für graziöse, präzise Bewegungen.

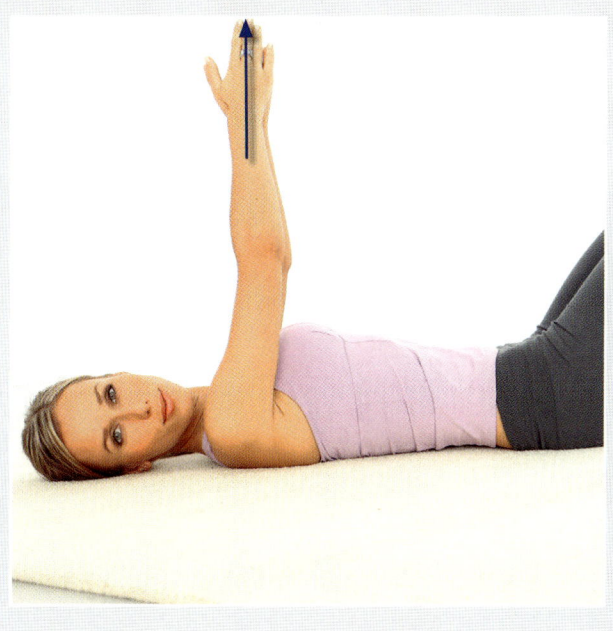

START

>> Legen Sie sich in Rückenlage auf den Boden, die Beine angewinkelt. Bauen Sie Dehnspannung auf, um Hohlkreuz und Hohlnacken zu vermeiden. Sobald Sie das geschafft haben, strecken Sie beide Arme nach oben zur Decke. Legen Sie nun die Handflächen aneinander.

AKTION

>> Wo sind nun Ihre Schultern? Versuchen Sie den Abstand zwischen äußerster Schulterpartie und Boden zu schätzen: Beträgt er einen Hauch von Nichts, können Sie dieses Kapitel überspringen. Sind Ihre Schultern etwas erhöht, lenken Sie sie möglichst ohne Druck in die Breite und nach unten. Das geht am besten beim Ausatmen. Gießen Sie die Schultern wie warme Sahne auf den Samtteppich.

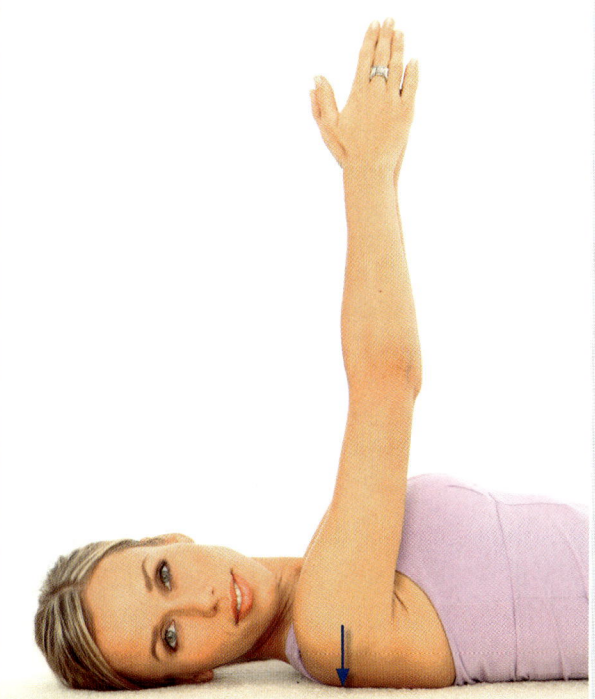

Notiz Ziehen Sie Ihre Schultern nicht mit Kraft nach hinten zur Wirbelsäule. Sonst entsteht eine unschöne „Pofalte" zwischen den Schulterblättern. Das wäre eine Bewegung nach hinten innen statt nach hinten außen. Unterstützen Sie die Bewegung, indem Sie den Brustmuskel mit der Hand vom Schlüsselbein bis zur Schulter nach hinten außen ausstreichen.

Im Alltag

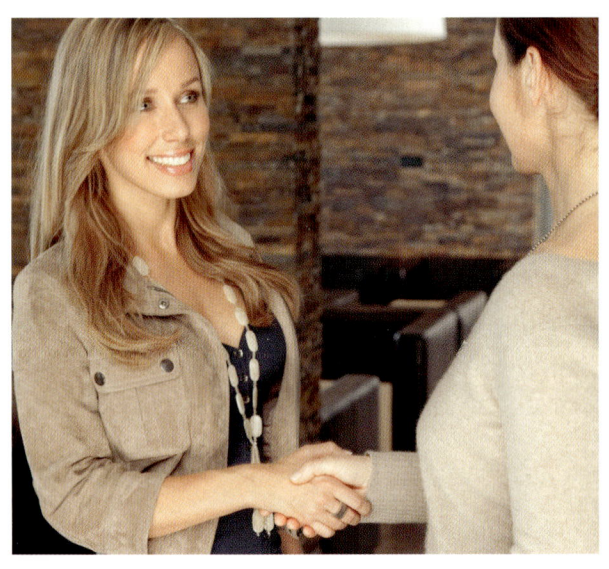

Die Hand und nicht die Schulter

» Grüßen per Handschlag ist in unseren Breitengraden heute noch eine Tugend. Die leere Hand symbolisiert: Ich bin unbewaffnet und freundlich. Allerdings schießen viele Grüßer übers Ziel hinaus. Sie geben nicht nur die Hand, sondern strecken dem Gegenüber gleich die ganze Schulter samt Arm entgegen. Das wirkt übertrieben und untertänig. Bleiben Sie souverän bei sich mit verankerter Schulter. Strecken Sie den Arm aus und senken Sie die Schulter gleichzeitig nach hinten unten. Was für ein starker Auftritt!

Wie Tarzan durchs Leben hangeln

» Nein, wir wollen Sie nicht zum Affen-Menschen machen. Aber Tarzans totale Schulterfreiheit kann Ihr Vorbild sein. Bauen Sie Über-Kopf-Bewegungseinheiten in Ihren Alltag ein: Deponieren Sie Ihren Vorrat an Toilettenpapier auf dem Hochschrank, das Salz ganz oben im Gewürzregal, die aktuellsten Ringordner im Büro stehen auf dem Regaldach, nicht auf Augenhöhe. Klemmen Sie sich eine kleine Reckstange in den Türrahmen und baumeln Sie mal wieder: Beglücken Sie Ihre Schultergelenke!

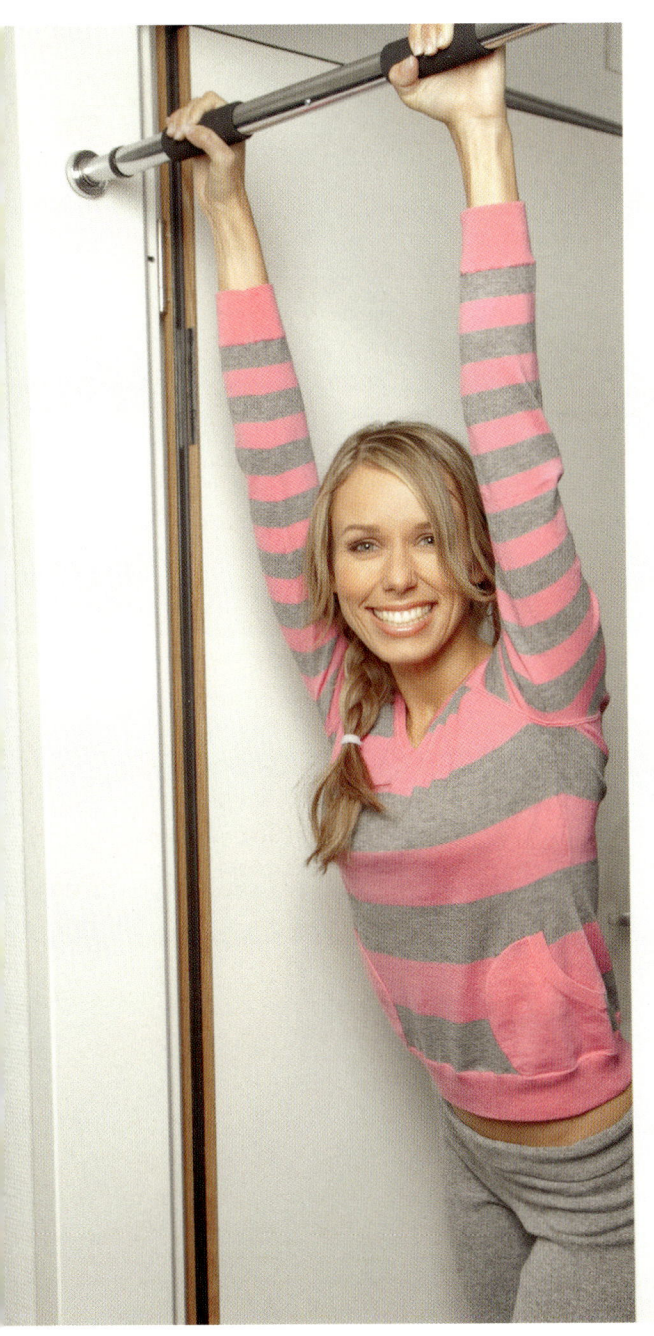

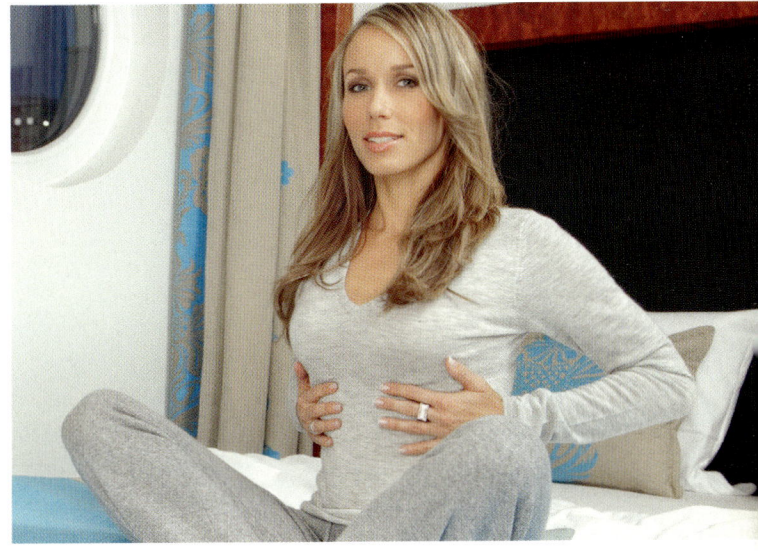

Weck den Buddha in dir

>> Blättern Sie auf Seite 62 zurück: Die Übung „Lassen Sie's fließen" können Sie jetzt erweitern. Lassen Sie beim Ausatmen die Schultern locker nach hinten-außen sinken – mit Fluss und ganz ohne Spannung. Beim Einatmen kann sich die Lunge von hinten unten herauf über die Flanken bis nach vorn unter die Schlüsselbeine ausdehnen – die vollkommene Diagonalatmung. So entfaltet der Brustkorb sein absolutes Volumen, die Lungen atmen auf, die Schultern befinden sich genau dort, wo Sie hingehören. Und Sie sind energetisch und schön.

Tipps & Tricks

Medizin

Den Schultern unter die Arme greifen

Für Lifestyle und Prävention: Die Wiederentdeckung der Über-Kopf-Bewegung ist angesagt! Steigern Sie Ihre Kraft und Ästhetik mit gut zentrierten Schultergelenken.

» In grauer Vorzeit hangelnd durch den Dschungel, seit Urzeiten jagend durch Wiesen und Wälder: Die olympischen Disziplinen zeugen bis heute von der Ur-kombination Laufen, Drehen und Werfen, egal ob mit Hammer, Kugel oder Speer. Trendsportarten wie Golf und Tennis bauen auf dem Potenzial der Über-Kopf-Bewegung auf. Und im heutigen Alltag? Viele Menschen können kaum noch ein Bild hoch halten ohne mit dem Rücken nach hinten und den Schultern nach vorn auszuweichen. Dabei geht die Gelenkzentrierung flöten. Schulter- und Armmus-keln pfeifen aus dem letzten Loch. Risse der Rotatorenmanschette und Muskelan-satzschmerzen am Ellbogen nehmen dank Tennis, Golf & Co. – falsch ausgeführt – deutlich zu.

Fitness

Der richtige Dreh

Für Bewegungen über dem Kopf, bei Hanteltraining oder Body-Pump: Lassen Sie Ihre Schulterblätter nach hinten unten außen gleiten. Der Oberarmkopf schraubt sich zuverlässig ins Schulterge-lenk und schafft Stabilität.

» In der Bereitschaftsstellung drehen die Oberarme leicht nach innen, die Unterar-me nach außen. Volle Reaktions- und Handlungsfreiheit sind gewährleistet, die Gelenke entriegelt für freien Bewegungsfluss. Bei stabilen Stützstellungen mit ge-streckten Armen wechseln die Drehrichtungen, wie zum Beispiel bei klassischen Liegestützen: Die Oberarme drehen nach außen, die Unterarme nach innen. Diese Verriegelung der gestreckten Arme stabilisiert die Ellbogengelenke. Elle und Spei-che umschlingen sich superstabil, die Ellbogenfalte zeigt nach vorn. Die Schultern sind aufgespannt, der Kopf in der Verlängerung der Wirbelsäule, das Körpergewicht gleichmäßig auf Hände und Füße verteilt.

» Es gibt V-, Y-, H-, A-, X-, O- und I-Silhouetten. Als die Frauen in den 90er Jahren der maskulinen Autorität nacheiferten, waren V- und Y-Silhouetten Mode. Dafür benötigten die meisten Frauen Schulterpolster. Erinnern Sie sich noch an Grace Jones? Heute haben die Schaumstoffverstärker ausgedient, und frau zeigt sich in natürlichen H- und A-Silhouetten. Wenn schmale oder hängende Schultern stören, sollten Sie auf schräge Raglanärmel verzichten. Raglan verschmälert den Oberkörper! Auch Spaghettiträger sind unvorteilhaft. O-Silhouetten profitieren eher von Oberteilen, die an Schultern und Armen gut sitzen.

Fashion
Epauletten und Silhouetten
Bei Oberteilen mit eingesetzten Ärmeln sollte die Ärmelnaht wirklich bei den Schultern beginnen, nicht erst in der Mitte des Oberarms wie bei schlecht sitzenden Shirts und unförmigem Strick. Sie betonen unschön die O-Silhouette.

» … spricht die irre gewordene Heldin im Märchen „Die kluge Else". Es ist gerade nicht die Geschichte eines werdenden Genies, sondern eines fortschreitenden Scheiterns, weil sich die junge Frau im bedingungslosen Druck und unter den seelischen Überforderungen einer Leistungsgesellschaft durch Überanpassung sowie in abwertenden Gedankenschablonen verliert. Sie glaubt sich erst liebenswert, wenn sie die Bedingungen ihres Umfeldes erfüllt. Der Druck lastet auf ihren Schultern wie eine ständig vorhandene Lebensbedrohung. Im Gegenüber von übergroßem Lob und Selbstzweifel entfernt sie sich von sich selbst, bis sie von der Gesellschaft ausgeschlossen wird. Unsere Schultern spiegeln die Macht und die Kraft unserer Selbstverwirklichung. Auf ihnen müssen wir uns vor allem selber tragen. Meist unbemerkt lastet auf den Schultern eine große Last, die sie erstarren lässt. Die Starre birgt die Gefahr zu weiterer Überanpassung bis zur fast ausschließlichen Lenkung durchs Außen, wodurch ein innerlich zutiefst verunsicherter Mensch mit dem Charakter einer klugen Else entsteht.

Psychologie
„Bin ich's oder bin ich's nicht?"

Achten Sie auf die Spannung in Ihren Schultern und lassen Sie sich von ihnen wieder den Weg weisen für das richtige Maß!

Hände – sen

Die Hand macht den Mensch erst zum Menschen – greifen Sie öfter nach den Sternen!

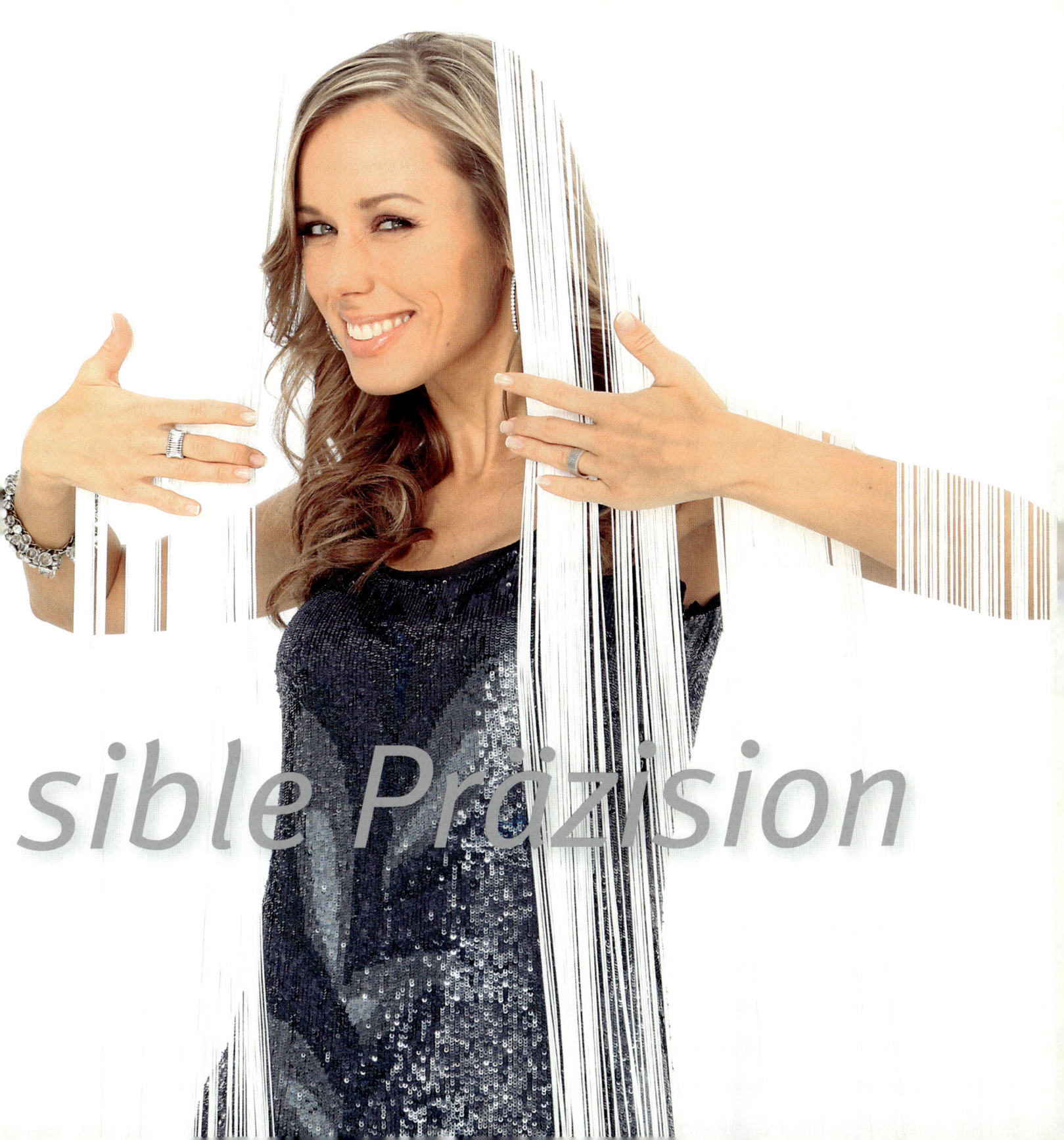

Hand aufs Herz

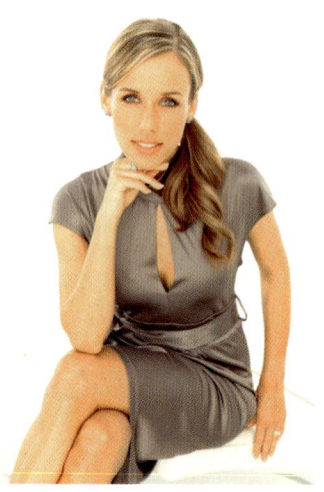

„Benutzen und würdigen Sie Ihre Hände als Accessoire. Pflege ist selbstverständlich, Schmuck nur eine Zierde – entscheidend ist die Gestik. Unterstreichen Sie Wort und Tat mit sinnlicher und sinnvoller Gestik."

Kennen Sie das? Sie reichen jemandem die Hand zum Gruß und haben das Gefühl, einen toten Fisch zu schütteln. Da hilft alle Maniküre nicht. Der erste Eindruck entscheidet: Wir nehmen unser Gegenüber im Bruchteil einer Sekunde wahr. Dabei ist der Händedruck meist die erste Berührung zweier Menschen. Ergreifen Sie die günstige Gelegenheit, diesen sinnlichen Moment auszuschöpfen, um selbst zu punkten und andere in ihrer Individualität wahrzunehmen.

Wie Chopin

Um das Präzisionsinstrument Hand in seiner Genialität zu verstehen, beginnen wir mit handfester Anatomie: Halten Sie Ihren Unterarm, als wollten Sie Klavier spielen. Beginnen Sie nun mit den Fingern, auf Ihrem Luft-Piano zu klimpern, sehr schnell und chopinartig. Beobachten Sie dabei, was im Unterarm in Ellenbogennähe passiert Da ist helle Aufregung, dabei bewegen Sie doch nur die Finger! Die Natur hat sich bei der Planung der menschlichen Hand (-lungsfreiheit) technisch selbst übertroffen. Die Fernsteuerung der Finger ist ein Meisterwerk. Starke Muskeln brauchen Platz, und den gibt es vorn in der zierlichen Hand nicht. Dort muss alles mikro sein, um feinmotorische Höchstleistung zu erbringen. Also wurde die kräftigere Muskulatur im Unterarm angelegt, die Fernsteuerung läuft über lange Sehnen vom Ellenbogen bis zur Hand. Total clever – nur leider etwas pannenanfällig. Sehnenscheidenentzündungen und schmerzhafte Gelenke, allen voran Tennis- oder Golferellenbogen sowie Arthrose in Hand- und Fingergelenken gehören zu den Hauptproblemen dieser sensiblen Körperregion. Eine dynamische Schulter-Hand-Verbindung und das Wissen über Rotationsrichtungen, Arm- und Handachsen stehen am Anfang gesunder, leistungsfähiger Hände – ein Leben lang.

Her mit dem Keks!

Die Hand funktioniert als Kugelsystem: Orientieren Sie sich also wieder an Nord- und Südpol. Diese befinden sich in den Grundgelenken von Kleinfinger und Daumen. Opposition – also Gegenüberstellung – nennt sich dieses Prinzip. Rundherum dreht sich alles. Greifen und Wegstoßen, Nehmen und Geben sind die archaischen Bewegungen der Hand. Babys greifen nach allen Gegenständen, die sie in die Finger bekommen – und verkosten sie sogleich. Schauen Sie sich diese Hand-zu-Mund-Bewegung mal genauer an: Das Auge erblickt das Objekt der Begierde. Die Hand steuert darauf zu, die Handfläche streckt sich dem Keks – oder was immer es ist – entgegen. Die Finger greifen das Corpus delicati, dann folgt der Wendepunkt:
Die Hand dreht sich zum Körper hin und strebt dem Mund entgegen. Von dort aus dreht sie sich – natürlich nach dem Verspeisen – wieder weg, um den nächsten Keks anzusteuern, wieder mit einer Drehung. Das ist ein interessantes Detail: Hand und Handgelenk haben kaum die Möglichkeit, sich zu drehen. Die Rotation findet in Ellenbogen und Unterarm statt, Elle und Speiche drehen sich bei Stütz- und Greifaktivität spiralig umeinander. Schön sehen Sie das, wenn Sie mit der einen Hand das Handgelenk der anderen umfassen und nun mit der festgehaltenen Hand eine Drehbewegung machen: Isoliert geht das nicht.
Das Spiralprinzip des Arms ermöglicht zusammen mit dem Kugelprinzip der Hand Höchstleistungen wie Klavierkonzerte, Uhrenkonstruktion oder …den Griff nach dem Keks. Entscheidend sind Beweglichkeit und Stabilität am richtigen Ort. Und dazu eine große Portion Sensibilität für subtile Berührung.

> **Der Mensch ist das klügste aller Wesen, weil er Hände hat.**
> *(Aristoteles, griechischer Philosoph, 384–322 v. Chr.)*

Übung: Die Handwelle

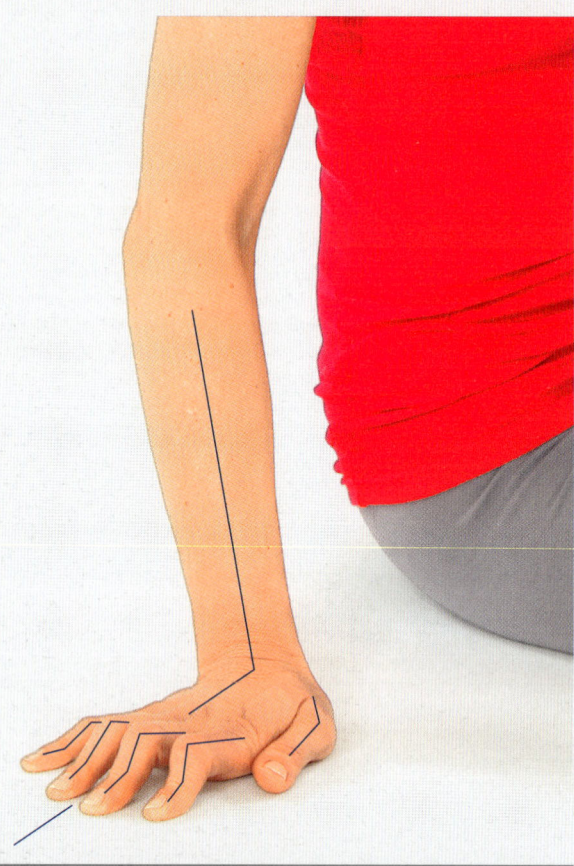

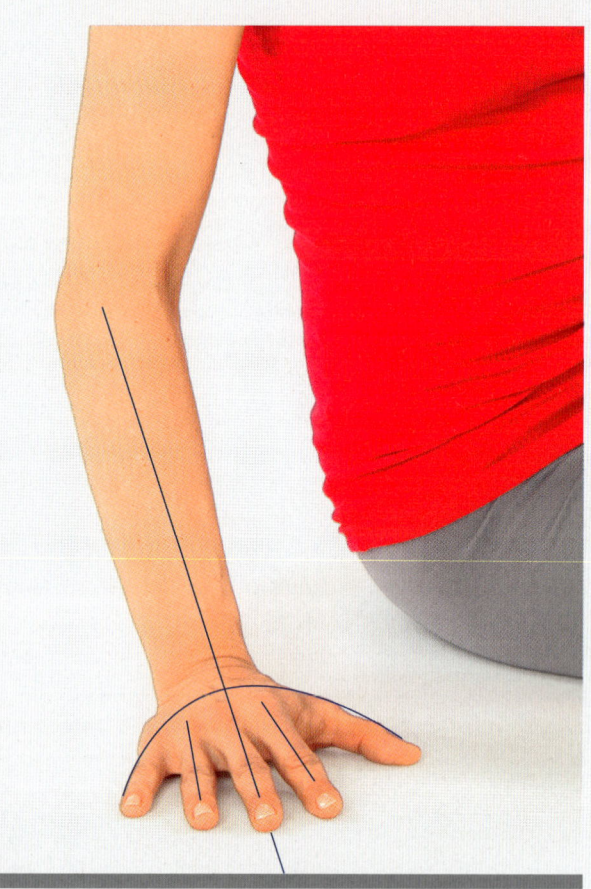

➖ **Knick-Krallhand:** Die eingedrückte Kugelstruktur stresst die feinen Gelenke. Die Hand verliert ihre Achsenstabilität und knickt seitlich ab. Der Daumen bleibt in der Vorsteinzeit stecken und ist angelegt wie die Großzehe am Fuß: Stress fürs Handgelenk und Aus für das Kugelprinzip.

➕ **Allerhand:** Das Kugelprinzip positioniert alle Muskeln und Bänder perfekt. Der Mittelfinger verläuft gerade in der Verlängerung des Unterarms und garantiert Achsenstabilität. Der Daumen spannt den harmonischen C-Bogen, indem er dynamisch abspreizt.

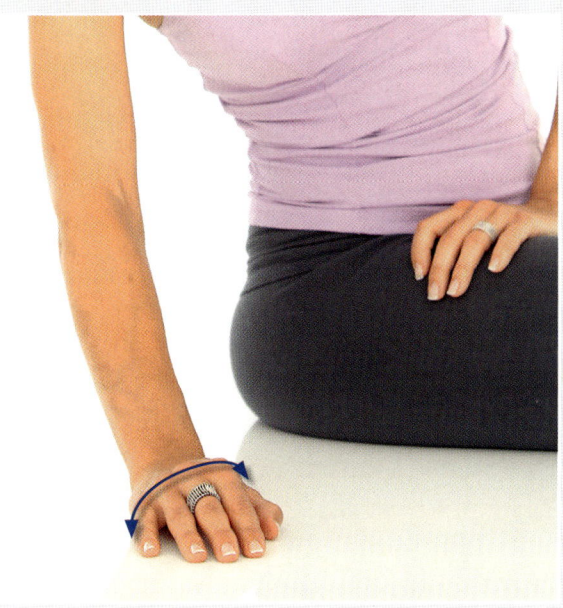

START

>> Legen Sie die rechte Hand mit der Handfläche nach unten vor sich auf eine Tischplatte, so als hätten Sie einen Pingpong-Ball darunter versteckt. Der Ellenbogen bleibt locker, der Mittelfinger gerade in Verlängerung des Unterarms.

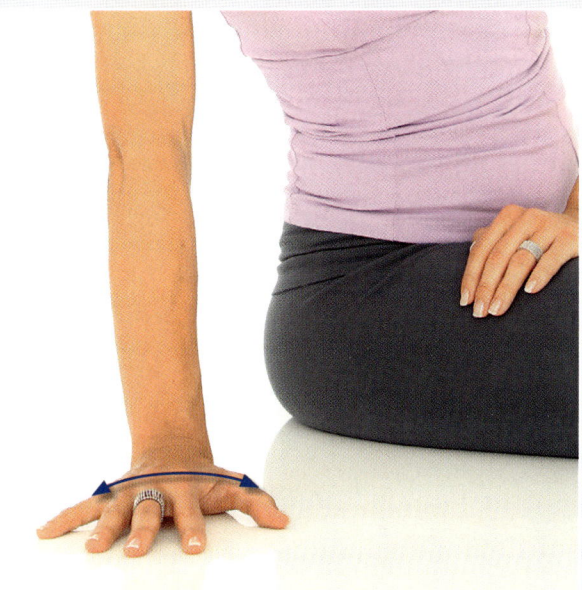

AKTION

>> Lassen Sie nun den Daumen und den kleinen Finger auseinandergleiten, das Gewölbe senkt sich. Die entspannende Muskulatur macht die Kugelhand zur Tellerhand. Danach pumpen Sie den Pingpong-Ball wieder auf. Die Pole Kleinfinger- und Daumengrundgelenk rollen sich gegeneinander ein, die Tellerhand wird zur Kugelhand. Der Daumen bleibt locker-dynamisch abgespreizt. Wiederholen Sie diese Bewegung rhythmisch, bis eine harmonisch rollende Wellenbewegung entsteht. Von der entspannten Tellerhand zur dynamischen Kugelhand!

> Notiz Keine simple Auf-ab-Bewegung, sondern eine Einrollbewegung der Pole! Der Mittelfinger bleibt in der Verlängerung des Unterarms. Der Daumen ist nicht angelegt, sondern im Grundgelenk abgespreizt – hier liegt seine entscheidende Aufgabe.

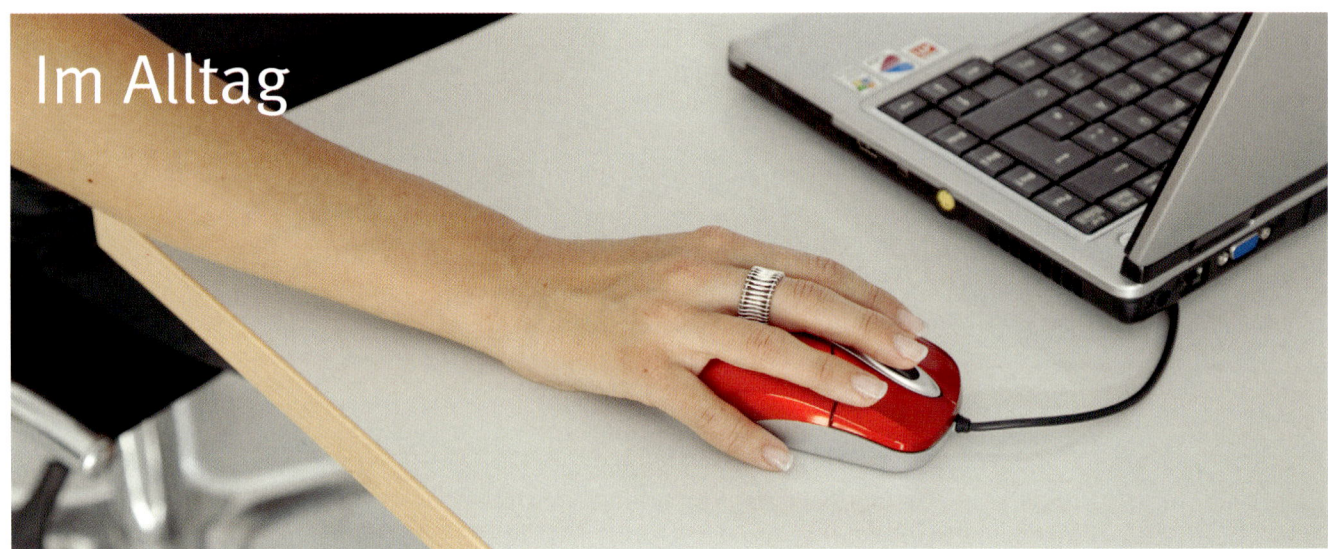

Im Alltag

Computer: Hier tanzt die Maus

» Die Computermaus ist der perfekte Hand-Arm-Koordinationsmesser. Senken Sie bei der Arbeit am Bildschirm die Schultern nach hinten-unten-außen, winkeln Sie Ellenbogen ab. Der Mittelfinger liegt in der Verlängerung des Unterarms, die Hand wölbt sich dynamisch über die Maus. Der Daumen liegt nicht an, sondern spannt die Hand auf, im Grundgelenk abgespreizt und im vorderen Teil die Maus umfassend. Der Unterarm fällt leicht Richtung Maus ab, das Handgelenk liegt locker auf der Tischplatte auf.

Essen: Trainieren mit Manieren

» Tischmanieren sind wieder in – und sie kommen der Koordination von Hand und Arm entgegen: Halten Sie Dehnspannung im Körper, der Oberkörper befindet sich eine Handbreit vom Tisch entfernt, winkeln Sie die Ellenbogen an und berühren Sie damit nie den Tisch. Umfassen Sie das Messer locker mit stabilem C-Bogen und sicherer Opposition. Die Gabel liegt auf dem Mittelfinger, der als gerade Verlängerung des Unterarms nicht nach unten oder oben abknickt. Die Bewegungen vom Teller zum Mund verlaufen graziös schlaufenförmig – Knigge war ein Spiraldynamiker!

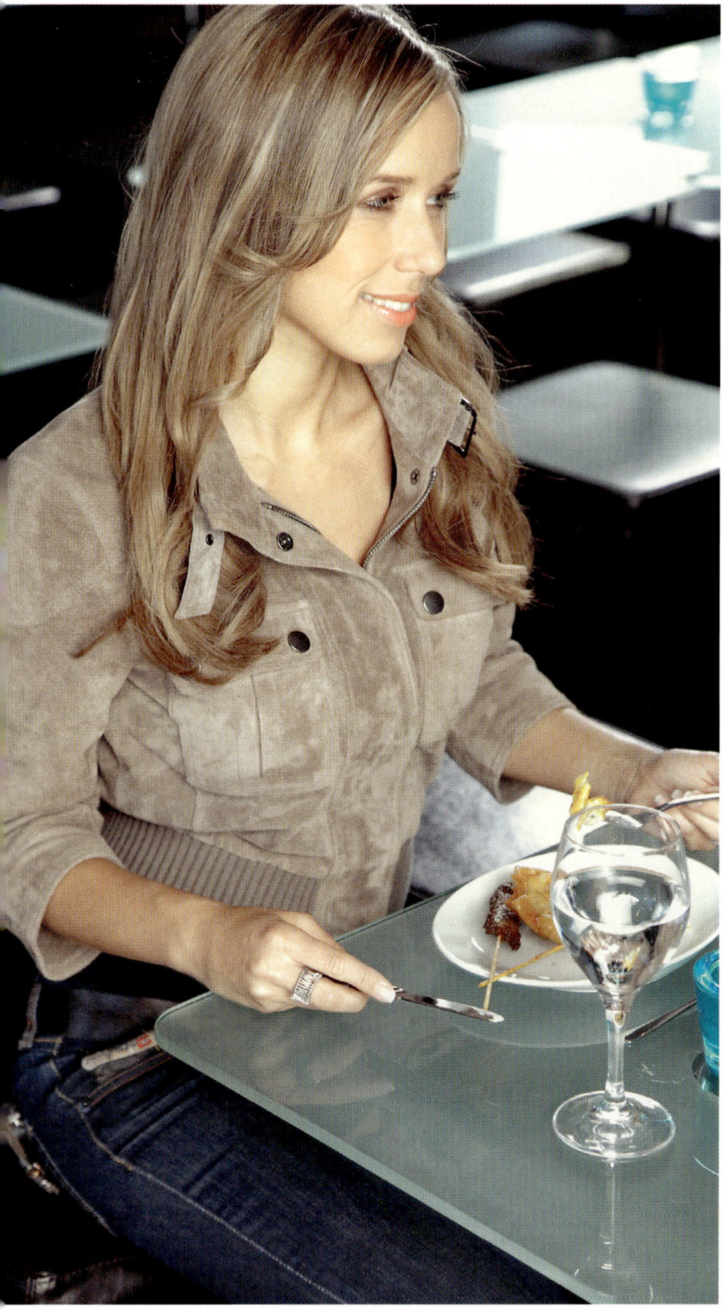

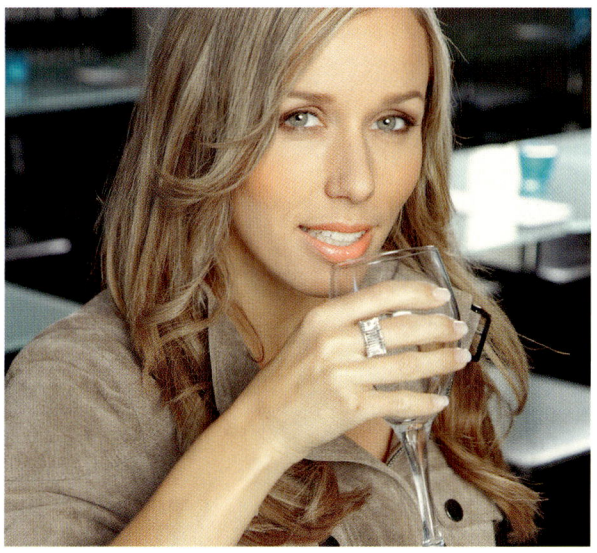

Trinken: Zum Wohl des Handgelenks

» So bekommt das leibliche Wohl eine neue Bedeutung: Wenn Sie zum Glas greifen, achten Sie beim Umfassen auf Intensität und Qualität der Berührung. Die „Kraft ohne Anstrengung" kommt dabei aus der Hand, nicht aus gekrallten Fingern, aus den kurzen Handmuskeln, nicht aus den langen Fingerbeugern. Das gilt natürlich auch für andere Greifbewegungen. Und noch ein expressiver Tipp: Achten Sie beim Applaudieren auf einen aufgespannten C-Bogen. Ihr Applaus wird dadurch klangvoller!

Tipps & Tricks

Medizin
Handfestes für Hand und Handlung

Schützen Sie Hände und Handgelenke durch anatomisch richtigen Gebrauch vor Arthrose und anderen handfesten Problemen; bei allen Greifbewegungen, beim Schreiben, Grüßen, bei allen Haushaltsarbeiten.

» Loslassen und Zupacken haben etwas gemeinsam: Beide Bewegungskomponenten nutzen den harmonischen Stützbogen zwischen Daumen und kleinem Finger. Opposition heißt das im Fachjargon. Dieser Oppositionsbogen variiert stufenlos das Fassvermögen von Faust-, Kugel- und Tellerhand. Er zentriert das Daumengrundgelenk und schützt es vor Arthrose, bietet den Fingern eine stabile Aktionsbasis und wirkt öffnend bis tief in die Handwurzel hinein, genau dort, wo sich zahllose Sehnen und Nerven durch den engen Karpaltunnel ziehen. Kurzum: Keine Hand ohne Opposition, keine Handlung ohne Opposition! Dieses entgegen gesetzte und gleichzeitig kooperative Zusammenspiel von Daumen und kleinem Finger verleiht den Händen Kraft und Formschönheit.

Fitness
Mal zart, mal kräftig

Formen Sie Ihre Hand zur stabilen Tellerhand. Gut eignen sich die Stellungen Kobra und Hund im Yoga oder der Vierfüßlerstand im Pilates. Achten Sie beim Umfassen der Hantel auf die Position von Handgelenk und Mittelfinger. Sie sollten exakt die Verlängerung des Unterarms bilden.

» Lernen Sie das Teller-Kugel-Prinzip der Hand kennen und respektieren. So können Sie präzise greifen und loslassen, ballen und ausstrecken, sanft umhüllen und kräftig zupacken. Kleiner Finger und Daumen stehen sich in Opposition gegenüber und bilden ein C-förmiges Gewölbe – mal flach wie ein Teller, mal rund wie eine Kugel. Dieser Stützbogen koordiniert die Hand und die Bewegungen der Finger. Der Mittelfinger bildet die Verlängerung des Unterarms. Dies können Sie im Alltag und in Trainingssituationen gezielt nutzen, wann immer die Hände zum Einsatz kommen.

» Mit den Händen kommunizieren wir ebenso wie mit Worten. Man kann nicht nicht-kommunizieren. Bewusste Kommunikation mit dem Ich und der Umwelt ist das Salz des Alltags. Beobachten Sie gezielt Ihre eigene Gestik und die Ihrer Mitmenschen – faszinierend! Setzen Sie neue Akzente mit bewusster, individueller Gestik. Jeder Mensch hat etwas Schönes, oft sind es die Hände. Diese Perlen gilt es zu betonen. Indem wir bewusst unsere Pluspunkte verstärken, wachsen Selbstvertrauen, Mut und Sicherheit. Lackieren Sie zum Beispiel nächstes Mal ganz andächtig Ihre Nägel. Sie sitzen wie ein geknicktes Häschen da und warten ungeduldig darauf, dass der Lack endlich trocknet? Nein, das war einmal!

Fashion
Hände setzen Akzente

Sie können diese Zeit nutzen, um von den Abenteuern vorauszuträumen, die Sie mit Ihren wunderschönen Nägeln erleben werden!

» … spricht die Tochter im Märchen „Das Mädchen ohne Hände" zum Vater und lässt sich von ihm aus Liebe und zu beider Rettung vor dem Bösen ihre Hände abschlagen. Nachdem die Heldin äußerste Gehemmtheit und großes Leid akzeptiert hat, findet sie in einem Reifungsprozess zu ihrem eigenen Zugreifen und Handeln. Unsere Hände symbolisieren unsere Fähigkeit zum Halten und Loslassen, zum Machen und Nichtmachen, zum Liebkosen und Töten. Als Werkzeuge unseres Geistes dienen sie uns zum Begreifen und zur Erkenntnis. Nach neuesten Ergebnissen der Neurophysiologie sind sie sogar mitverantwortlich für den Auf- und Ausbau von Hirnregionen. Die Hauptfunktion unserer Hände liegt für uns Menschen in ihrer Gestaltungskraft, vor allem in der feinfühligen Gabe der tastenden Berührung unserer Selbst und des anderen. In ihrer Begegnung schaffen sie den Raum, in dem Verbundenheit und Vertrauen gedeihen können. Unsere Hände sind Brücken zum Leben.

Psychologie
„Macht mit mir, was Ihr wollt!"

Spielen Sie mal wieder im Schlamm. Ein sinnliches Erlebnis! 2. Berühren Sie behutsam und mit geschlossenen Augen Ihr Gegenüber oder einen Gegenstand. Sammeln Sie in beiden Übungen die aufkommenden inneren Bilder und Wahrnehmungen.

Stehen – die

**Standhaftigkeit und
Aufrichtung zu voller Größe
sind beeindruckend!**

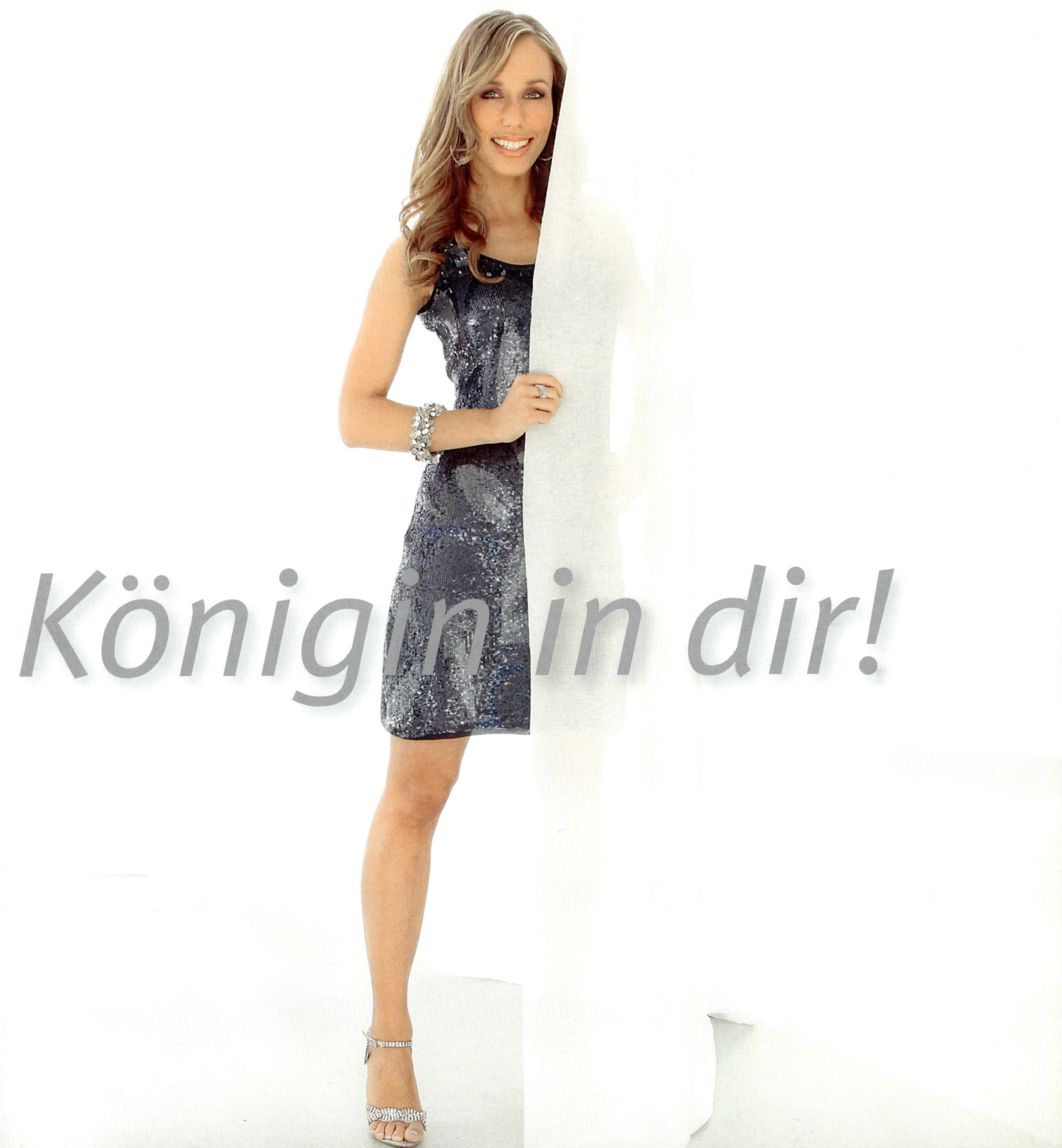

Fels in der Brandung statt Fähnchen im Wind

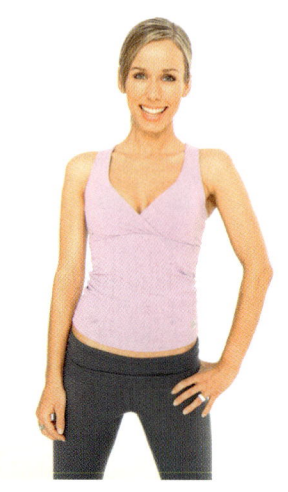

„Stehen Sie Ihre Frau! Stehen Sie zu sich selbst – agil, attraktiv und aufrichtig. Aktives Stehen anstelle von unbewegtem Erstarren oder Hängen spricht Bände über Sie und Ihre bezaubernde Art."

Ein ganzes Kapitel zum Thema Rumstehen? Klingt langweilig, doch dahinter steckt mehr: Standhaft sein, einen Standpunkt vertreten oder zu etwas stehen – diese Tugenden symbolisieren Aufrichtigkeit. Erwachsensein bedeutet mehr als ausgewachsen zu sein. Bei vielen Menschen geht's jedoch ab 20 schon wieder abwärts, körperlich mit der Schwerkraft schrumpfend und innerlich mit konventioneller Anpassung. Aufrecht im Leben stehen in Körper und Geist verleiht charismatische Authentizität.

Standfest durch die Emanzipation

Männer stehen grundsätzlich gern. Sie haben mehr Muskelmasse und irgendwie mehr Freude daran. So kann man sie bedenkenlos stundenlang in Hitze, Regen oder Schnee in schmucken Uniformen vor einem Palast stehen lassen. Oder kennen Sie eine Türsteherin? Das ist einfach nicht ladylike. Deshalb boten die Männer zu früheren Zeiten auch Damen jeden Alters ihren Sitzplatz an. Nun denn, dank Emanzipation gehört die Standhaftigkeit seither auch bei Frauen zum guten Ton: Wenn schon denn schon, sagt sich die moderne Frau. Stehen – aber wie geht das richtig? Standfestigkeit und Aufrichtung sind ein läuternder Prozess, eine Herausforderung, die ein ganzes Leben lang andauert. Aufrichtung orientiert sich an der Schwerkraft. Nutzen Sie sie gewinnbringend nach oben, anstatt ihr passiv nach unten zu folgen. Sie ist Ihre Orientierungshilfe Nummer eins. So hat die Schwerkraft kaum Chancen, Sie beschwerend anzugreifen. Im Gegensatz dazu liefern Knickfüße, verdrehte Beinachsen, Entenpopo und Hängeschultern Angriffspunkte, die Mann wie Frau klein machen – im physischen und psychischen Sinn. Wer den Kopf hängen lässt, schaut auf den Boden, ist perspektivenlos statt weitsichtig. Hier das Einmaleins kluger Aufrichtung!

Richtig stehen – eine Lebenseinstellung

Verfolgen wir die Steh-Dynamik durch den ganzen Körper, angefangen bei den Füßen: Die dynamische Spirale verankert das Großzehen-Grundgelenk im waagrechten Vorfuß, das stabile senkrechte Fersenbein im Rückfuß. Die Unterschenkelmuskeln ziehen von der Innenseite des Fußes hoch nach außen unterhalb des Knies. Im Innern des Kniegelenks umschlingen sich die Kreuzbänder und stabilisieren das Kniegelenk. Weiter geht's von der Innenseite des Knies diagonal entlang der Oberschenkelvorderseite bis zu den Außenrotatoren der Hüftgelenke. Diese initiieren die Aufrichtung im Hüftgelenk und die Ausrichtung der Beinachsen. Unterer Rücken und Nacken bleiben lang und setzen die Wirbelsäule unter verlängernde Dehnspannung. Der Scheitel strebt nach oben, die Schultern senken sich nach hinten außen in die Breite und verleihen dem Schultergürtel Beweglichkeit und Stabilität für einen vollen Aktionsradius von Armen und Händen. Das ist Körperbeherrschung pur! Und Sie sind Verantwortliche nach innen und Repräsentantin nach außen. Wo immer Sie stehen, wartend oder aktiv, nehmen Sie Ihren Körper wahr. Mal nur in den Füßen, mal im Nacken und mit der Zeit das ganze System als harmonische Einheit. Gerade in Stehberufen hält Sie dieses Know-how des dynamischen Stehens fit und gesund. Dazu kommt aktives Stehen mit Positionswechseln und Hilfsmitteln wie guten Schuhen, Fußschemel und anderen Tricks.
Bevor Sie sich in die Anwendung stürzen, noch ein Hinweis: Keine Zwänge und verschluckte Besenstiele! Aufrecht stehen bedeutet, Energien fließen zu lassen. Auch Ihre Körpersprache ist gefragt, mal stark, mal schwach, mal kokett. Wecken Sie die innere Königin in sich. Die Palastwache wird Sie lieben!

Anmut ist das natürliche Gewand der Schönheit.

(Joseph Joubert, französischer Moralist, 1754–1824)

Übung: Wechselstand

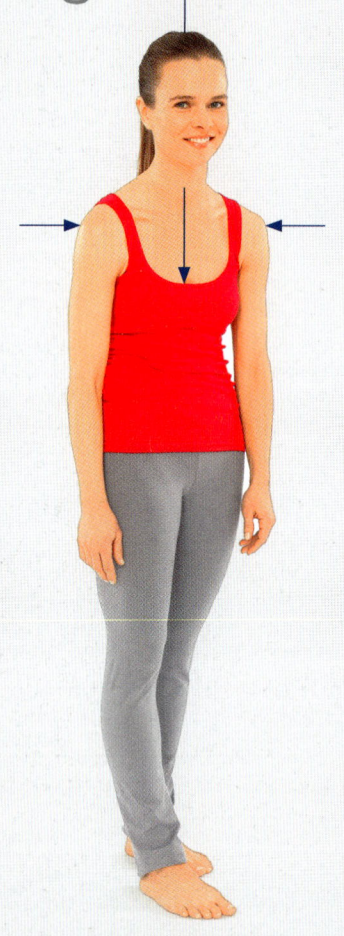

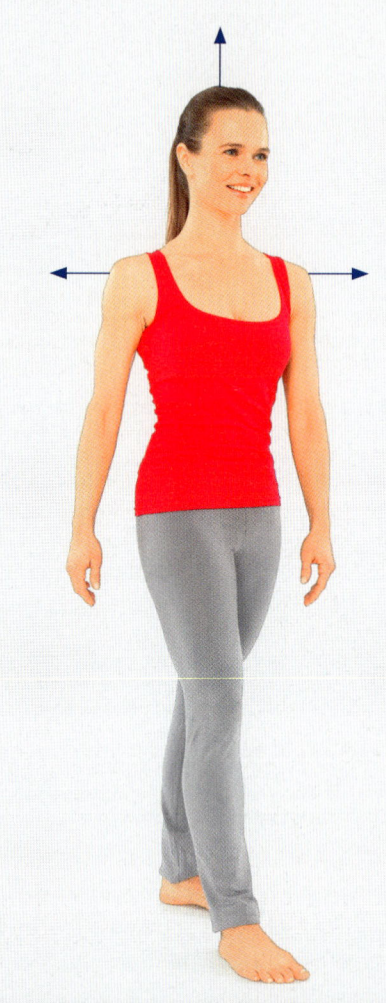

 Eingefallen: Da hat die Schwerkraft leichtes Spiel und viel Angriffsflächen. Gelenke werden falsch belastet, Muskeln verkürzt oder überdehnt. Wer so rumsteht oder losläuft, schadet sich mit jedem Schritt und schrumpft mit der Zeit.

 Majestätisch: Volle Aufrichtung heißt, beweglich, aktionsbereit und schön zu sein. Stramm stehen wäre einschränkend. Das Wissen über Dehnspannung und Rotationsrichtungen im Körper befreit. Dynamisches Stehen ist schon halbes Gehen.

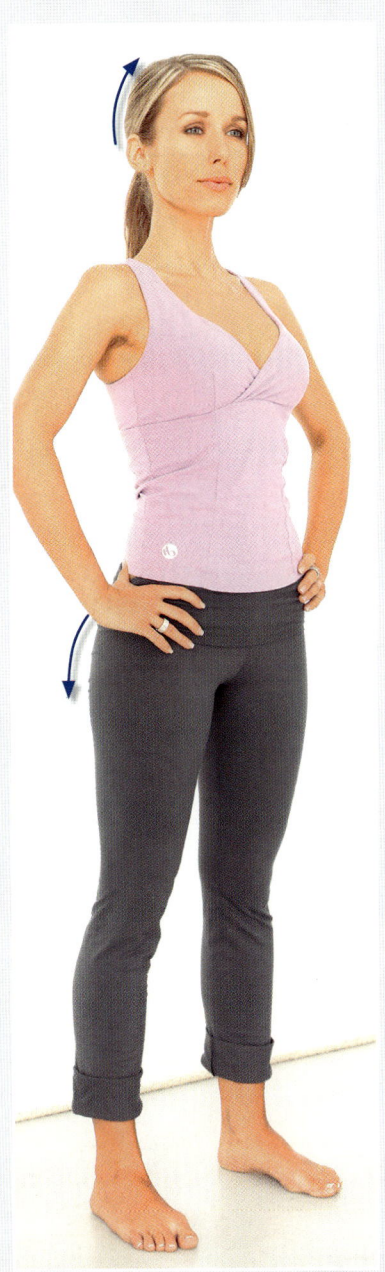
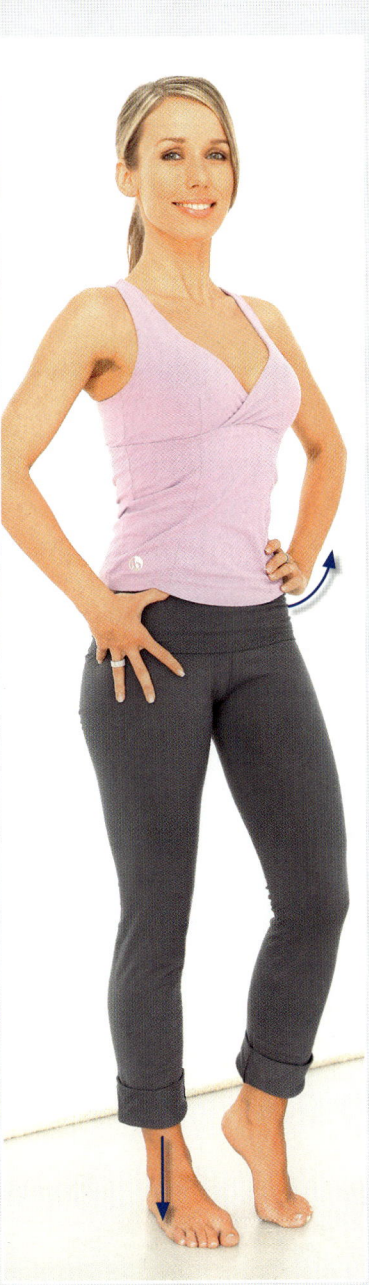

START

» Stellen Sie sich gut geerdet hin, dank Dehnspannung wächst der Scheitel nach oben. Suchen Sie Ihre individuelle Wohlfühl-Spannung. Senken Sie Ihren Körperschwerpunkt leicht ab, so wie beim Raubkatzenstand auf Seite 33.

AKTION

» Verlagern Sie das Körpergewicht auf ein Bein, wachsen Sie halbseitig zur vollen Länge, ohne mit dem Becken wegzukippen. Die Leiste der Standbeinseite öffnet sich dabei. Der Vorfuß der anderen Seite bleibt locker in Bodenkontakt. Nun kommen Sie zurück in die Mitte mit gleich verteiltem Körpergewicht und wechseln behutsam auf die andere Seite, das Standbein wird zum Spielbein und umgekehrt. Achten Sie beim Wechsel darauf, dass Ihr Oberkörper möglichst wenig dabei hilft, das Gleichgewicht zu halten. Ihr Körperzentrum bleibt von selbst stabil.

Notiz Bleiben Sie in Dehnspannung und lassen Sie den Atem fließen. Testen Sie aus, auf welchem Standbein Sie sicherer stehen und schaffen Sie im Alltag Ausgleich, um die Gelenke beider Seiten gleichmäßig einzusetzen. Das erhöht die natürliche Lebensdauer.

Im Alltag

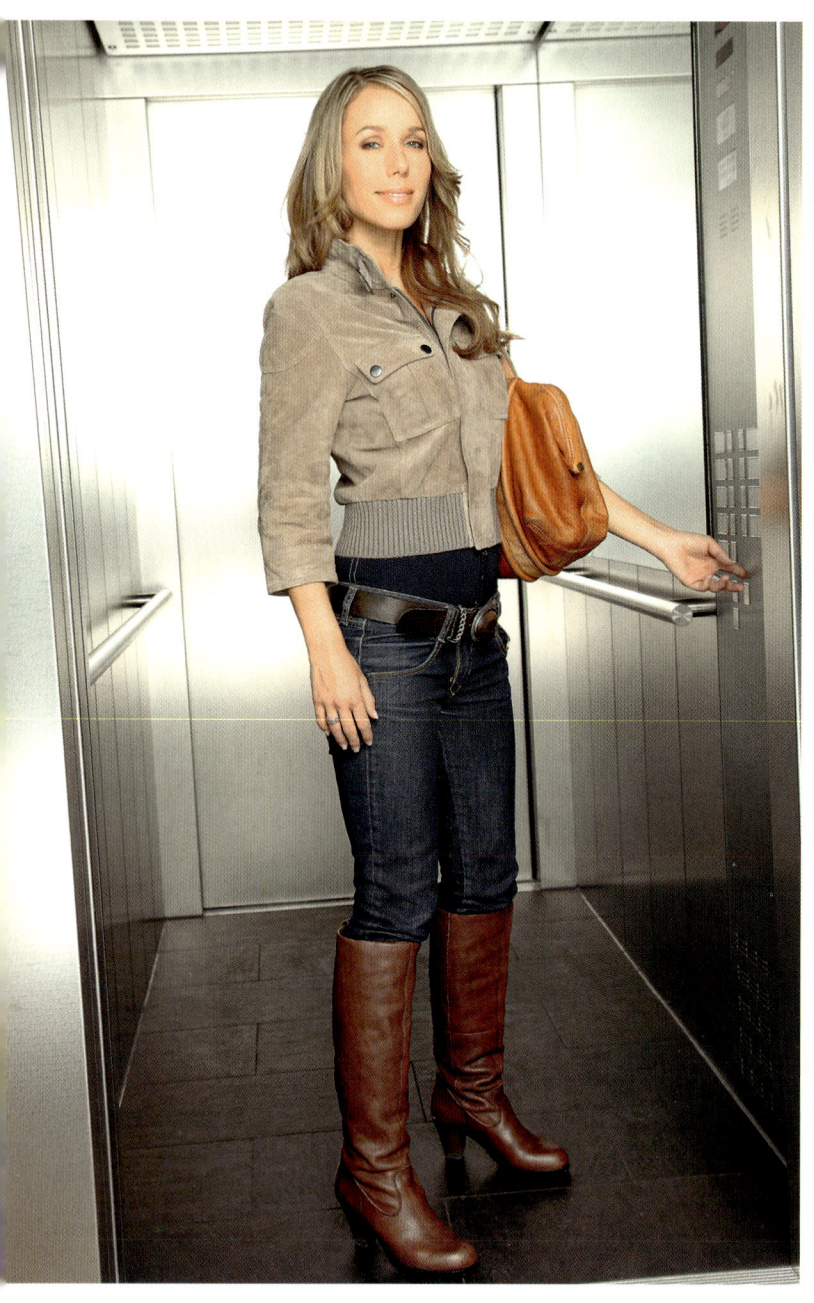

Fahrstuhl: Das erhebende Elevator-Gefühl

›› Das eigenartige Gefühl im Magen beim Fahrstuhlfahren können Sie für sich nutzen. Bauen Sie beim Losfahren nach oben zunächst Dehnspannung auf und lassen Sie den Scheitel entgegen der leichten Kompression zur Kabinendecke streben. Arbeiten Sie sich auch beim Bremsen noch einen Zentimeter gegen die Schwerkraft nach oben, statt damit zusammenzusinken. Das klappt ebenso beim Hoch- wie beim Runterfahren. Nutzen Sie das abwechselnde Gefühl von Schwere und Leichtigkeit, um die Dehnspannung aufzubauen und zu vervollkommnen. Das Spiel mit der Schwerkraft macht Spaß und tut gut!

ÖV: Zug um Zug erhabener

›› Keinen Sitzplatz in der Straßenbahn ergattert? Das ist die Gelegenheit, Aufrichtung unter erschwerten Bedingungen auszutesten. Beschleunigung, Abbremsen, Gerumpel und Kurven sind körperliche Herausforderungen und Futter für die Bewegungsintelligenz. Standhafte Fußsohle und Gehirn tauschen rasend schnell Informationen zur Stabilisierung aus, an der alle anderen Muskeln beteiligt sind, um Sie auf der unruhigen Fahrt im Lot zu behalten. Stolpernde, kippende Fahrgäste? Sie nutzen ab sofort diese kostenlose Vibrationsplatte.

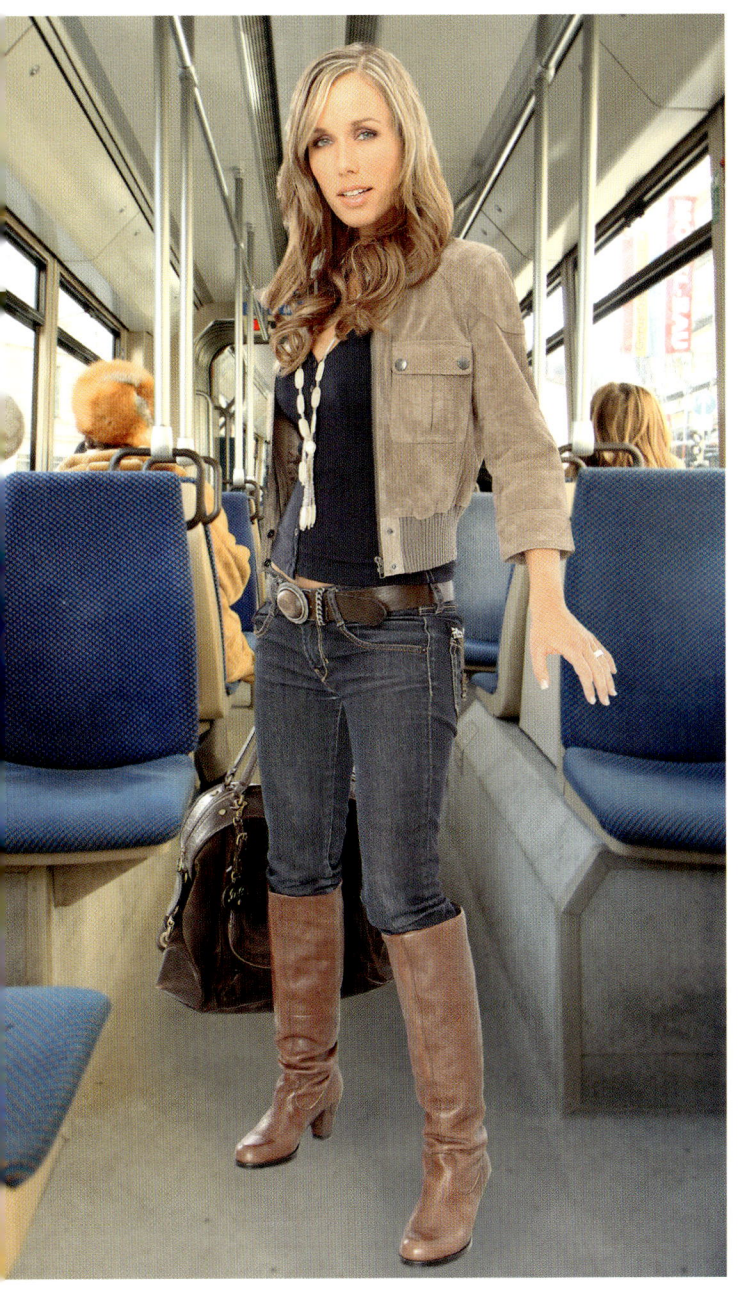

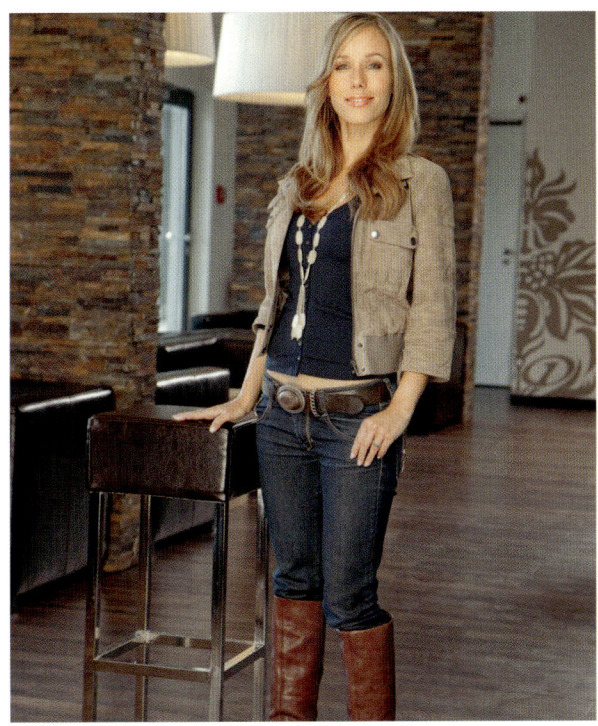

Stehberuf: Aktiv stehen mit Know-how

›› Wo immer Sie in Zukunft stehen, achten Sie auf folgende Spiel- und Standregeln: Stellen Sie sich aufgerichtet auf Ihr Standbein – wie auf Seite 103. Versuchen Sie, das Becken nicht seitlich wegkippen zu lassen (Vorsicht! Trendelenburg wie auf Seite 72). Stellen Sie immer wieder Dehnspannung her, richten Sie das Becken rückenschonend auf. Wechseln Sie das Standbein regelmäßig, um einseitige Überlastung zu vermeiden. Drehen Sie konsequent in der Brustwirbelsäule. Agieren Sie nie isoliert im Rücken oder im Nacken wie auf Seite 22 links.

Tipps & Tricks

Medizin
Standhaft stehen

Bei müden Beinen sind Stützstrümpfe angesagt, bei Krampfadern und Thrombose sogar Pflicht – und zwar immer und überall im Stehen und Sitzen. Außer auf dem Catwalk!

» Stundenlanges Stehen ist der Super-Gau für den menschlichen Organismus: Die Muskeln erstarren im Haltekrampf, das Blut sackt in die Beine, der Gelenkknorpel wird anhaltend statisch statt rhythmisch-dynamisch belastet. Schaffen Sie Abhilfe: Laufen Sie statt zu stehen. Wippen Sie aus den Fußgelenken heraus auf und ab. Nehmen Sie die Treppe statt den Lift. Und wenn gar nichts anderes geht: Treten Sie an Ort und Stelle von einem Fuß auf den anderen. Der Zweck heiligt die Mittel, hält die Blutzirkulation in Gang, lässt die Muskeln geschmeidig werden und verbessert die Knorpelernährung. Stehhocker, Stehpult & Co. sind in vielen Büros im Trend. Stellen Sie dann abwechselnd einen Fuß höher auf Bügel, Brett oder Bock. Variation verschafft Erleichterung. Wichtig für Stehberufler: Bei echter Beinlängendifferenz gummieren Sie die Schuhsohle des kürzeren Beines einfach auf.

Fitness
Alles im Lot, oder was?

Stehen in der optimalen Ausrichtung wirkt sich auch positiv auf Stimme und Stimmung aus. Ihre Atmung kann frei fließen.

» Von der Seite betrachtet führt das Körperlot vom Scheitel vertikal nach unten durch Ohr, Schulter und Hüfte. Die Lotlinie verläuft knapp vor dem Knie und endet am höchsten Punkt des Fußgewölbes. Die Schultern sind breit aufgespannt, um alle Belastungen optimal auf beide Körperseiten verteilen zu können. Die Wirbelsäule ist lang, aufgerichtet und beweglich. Im Yoga heißt diese Position Berghaltung: Die Wirbelsäule gewinnt dabei an geschmeidiger Länge, die Beine werden stark, Körper und Verstand kommen zur Ruhe. Ist der Körper zentriert, die Muskulatur elastisch und die Energie gebündelt, fühlen Sie sich präsent und bereit für jede Bewegung. Sie geben der Schwerkraft wenig Angriffsfläche und müssen somit kaum Haltearbeit leisten.

» Orientieren Sie sich bei der farblichen Zusammenstellung Ihrer Garderobe nach den Erfolgsrezepten der Natur: Die Erde ist dunkler als der Himmel. Das dunkle Unten suggeriert ein gutes Fundament. Ein helles Oben wird mit Leichtigkeit assoziiert, mit Inspiration und Gedankenfreiheit. Diese stimmige Wahl löst beim Betrachter Wohlbefinden und Vertrauen aus. Unserer Kleidung ist denselben Harmoniegesetzen unterstellt. Setzen Sie beim Beinkleid dunklere, bei Blusen und Pullis farblich hellere Akzente. Ausnahmen sind durchaus gestattet, denn Black is beautiful und macht erwiesenermaßen schlank! Doch wagen Sie auch anderes: Tragen Sie mal komplett Hell – und beachten Sie die Reaktion Ihres Umfeldes. Das wird Sie ermutigen, sich immer wieder aus neuen Blickwinkeln zu entdecken und einzukleiden. Lassen Sie neue Ideen sprießen und Lebensfreude wachsen.

Fashion
Erblühen Sie immer wieder neu!

Stil-Stehen statt Stillstehen – entwickeln Sie Ihren persönlichen Stil.

» … spricht Narziss im Mythos von Ovid, als er sich in sein eigenes Spiegelbild im Wasser verliebt. Letztlich schwindet er vor Sehnsucht danach dahin und wird schließlich in die gleichnamige Blume verwandelt. Diese Geschichte versinnbildlicht die große Selbstbespiegelungstendenz und die damit verbundene Beziehungsproblematik in unserer Zeit, jene zu sich selber und jene zum Du hin. Tragisch dahinter stehen Verlassenheit und Selbstentfremdung. Es ist das Leiden, der eigenen Identität nicht habhaft zu werden, sich leer und von der Liebe ausgeschlossen zu fühlen. Zu sich selbst nicht stehen zu können kann zur Pein werden, da sich – um die Leere zu füllen – unerreichbare Erwartungen aufbauen. Der Widerhall eines Publikums kann ein animierender Spiegel sein und unser Selbstwertgefühl stärken. Die Vorraussetzung für ein konstantes, argloses Selbstgefühl ist jedoch die Bejahung unseres eigenen Wesens, die als Fähigkeit, im Leben zu stehen, in jedem Menschen archetypisch angelegt ist.

Psychologie
„Die Liebe zu mir verbrennt mich: Ich schüre die Glut, die ich leide …"

Investieren Sie in Ihr Wesen mit seinen wahren Bedürfnissen hinter Titel, Rang und Namen! Entwickeln Sie Stehvermögen durch den Umgang mit negativen Gefühlen und Lebensfreude!

Gehen – kom

Gehen ist die Kunst und Wissenschaft menschlicher Bewegungsintelligenz.

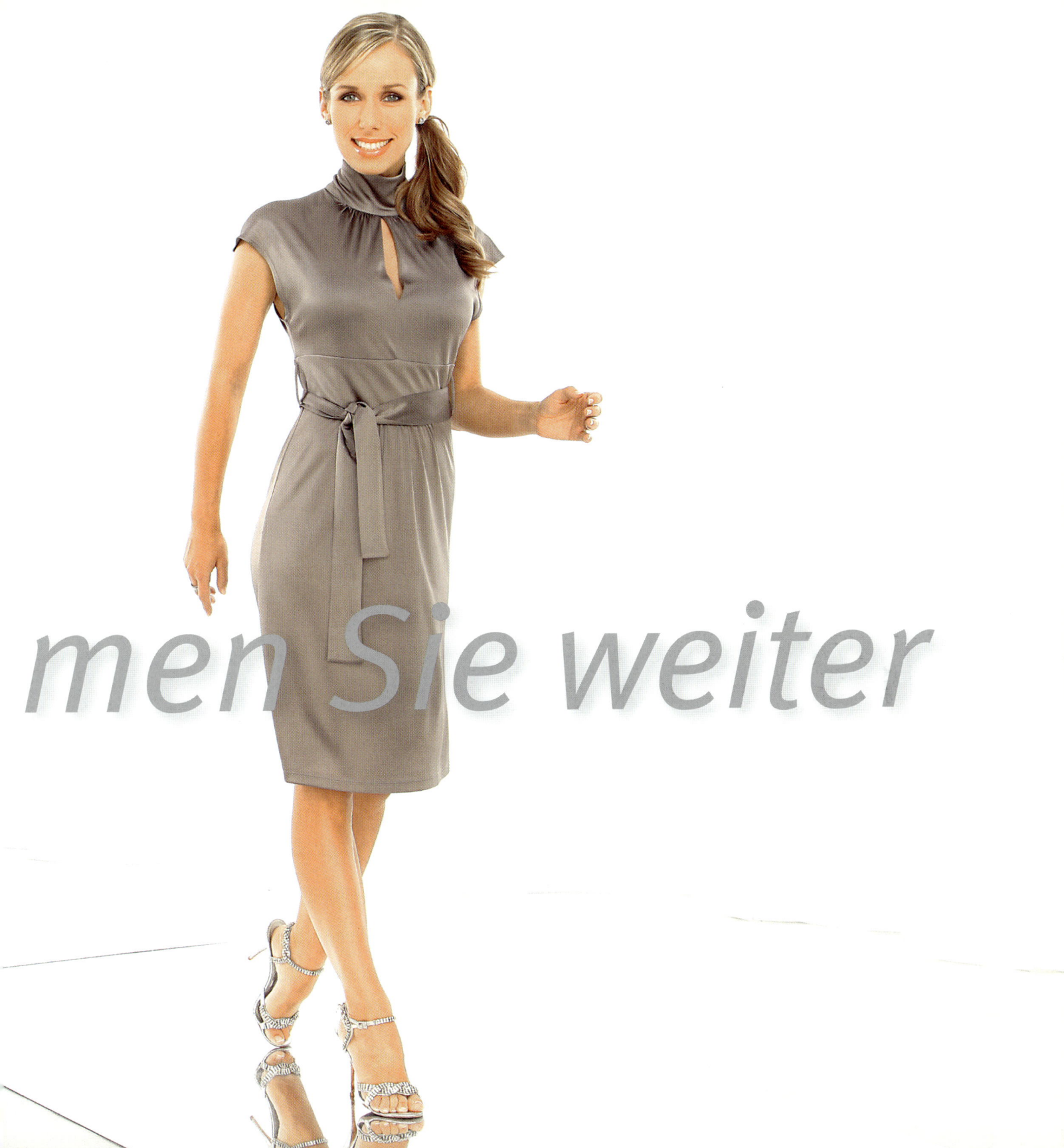

Stop and Go

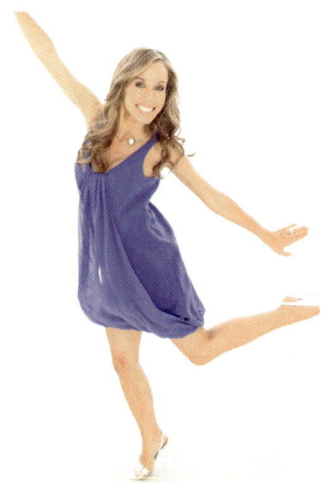

„Gehen kann ein Jungbrunnen sein. Aber Knickfüße und X-Beine fördern frühzeitige Abnutzung und Schmerzen und sie verkürzen die Beine. Schöpfen Sie das Potenzial dieser natürlichen Wellness- und Beauty-Quelle aus – Schritt für Schritt!"

Schon wenige Monate alte Embryos im Mutterleib haben Schreitreflexe. Da muss was ganz Wichtiges dran sein an der üblichsten Fortbewegungsart des Menschen. Und gerade die wurde in den vergangenen hundert Jahren eingeschränkt wie nie zu vor: Nach Jahrmillionen der Wanderschaft wurde der Mensch vom Nomaden zum Sesshaften – in den letzten fünfzig Jahren zum Sessel-Haftenden Homo sedens bürolensis. Übrigens: Das ist keine Schuldzuweisung, sondern eine Herausforderung für Sie.

Gehen – eine Lebensaufgabe

Der Schreitreflex gehört zu einem ganzen Programm, das alle unabdingbaren und erprobten Bewegungsmuster schon mal ins Menschlein einprogrammiert. Und das passiert automatisch, ganz ohne langes Lernen. Der Schreitreflex bildet sich in den ersten Monaten nach der Geburt zurück – nun soll das Baby selber Laufen lernen. Ein Kunststück, das Kinder rund ein Jahr lang beschäftigt, oft auch länger. Zwei Jahrzehnte später gelingen dann Weltrekorde und ganztägige Städtebummel auf hohen Hacken. Gehen ist eine Kunst, die wir nie bewusst erlernen. Im schulischen Bewegungsunterricht geht's um Tempo und Distanz – um Quantität statt Qualität. Das Prinzip Leistung auf Kosten der Gesundheit ist verhängnisvoll und endet in Fuß- und Knieschmerzen, Hüftproblemen, Krampfadern und schließlich in künstlichen Gelenken. Oft völlig überflüssig, denn schädliche Bewegungsmuster können auch wieder verlernt werden; nicht von heute auf morgen, aber Schritt für Schritt. So wird Gehen zum Gesundheitsförderer Nummer eins, nicht nur für das Herz-Kreislauf-System, sondern für den ganzen Körper – egal ob spazierend, walkend oder joggend. Eine vorausschauende Investition in die zweite Lebenshälfte, wenn Mobilität entscheidend wird. Schon Hippokrates, der Starmediziner der Antike, wusste: Bewegung ist die beste Medizin.

Ein Mensch, ein Schritt

Wird die Gehbewegung im 3-D-Labor analysiert, entsteht eine Kombination aus Auf-ab- und Links-rechts-Bewegungen. Zusammen ergibt das 3-D-Spiral- und Achterbewegungen. Der Ablauf ist räumlich und zeitlich komplex, eine präzise Ganganalyse deshalb nur mit bildgebender Technik möglich. Die Grundregeln sind folgende: Achten Sie auf parallele Fuß- und Beinachsen sowie Länge und Dehnspannung in der Wirbelsäule, das ist die halbe Miete. Belasten Sie beim Aufsetzen des Fußes die Ferse gerade, rollen Sie dann über Vorfuß und Großzehengrundgelenk ab, wobei die Ferse möglichst lange Bodenkontakt hält. Stoßen Sie sich danach mit aktivem Vorfuß und dynamischer Beinspirale ab. Der ganze Körper geht mit. Der Kreuzgänger Mensch verschraubt seinen Oberkörper dynamisch gegen die Bewegung des Beckens, das geht so: Linkes Bein vor, linke Oberkörperhälfte zurück, linkes Spock-Ohr leicht vor – und gegengleich beim nächsten Schritt. Nun stolpern Sie nicht gleich über Ihre Füße, wenn Sie alles auf einmal versuchen! Gehen Sie in Slow-Motion ans Werk. Erfühlen Sie die spiralige Dynamik im Körper. Das gibt den wahren Raubkatzengang, geschmeidig, kraftvoll und federleicht.

Gehen ist Körperausdruck. Man erkennt die meisten Freunde und Bekannten bereits am Gangmuster. Der Wipper, der Schlepper, der Stackler, der Pendler, der Bodenkleber – das Gangbild erzählt Geschichten und ist oft von der Tagesform abhängig. Spielen Sie damit – auch hier sind Variationsmöglichkeiten und Spaß Trumpf!

Reiz ist Schönheit in Bewegung.
(Gotthold Ephraim Lessing, deutscher Dichter, 1729–1781)

Übung: Der Multitasker

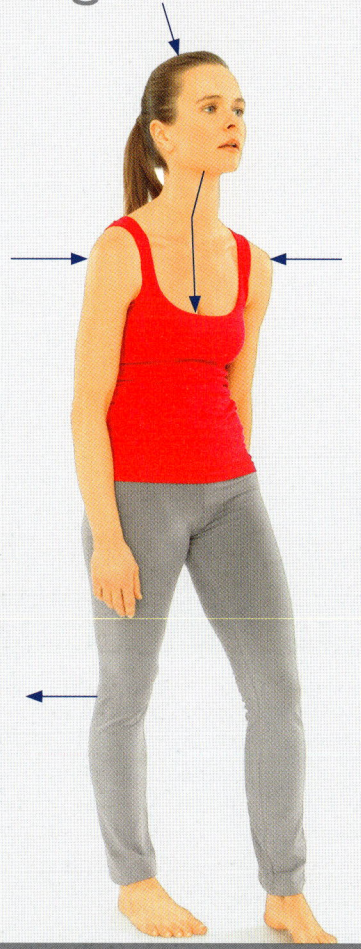

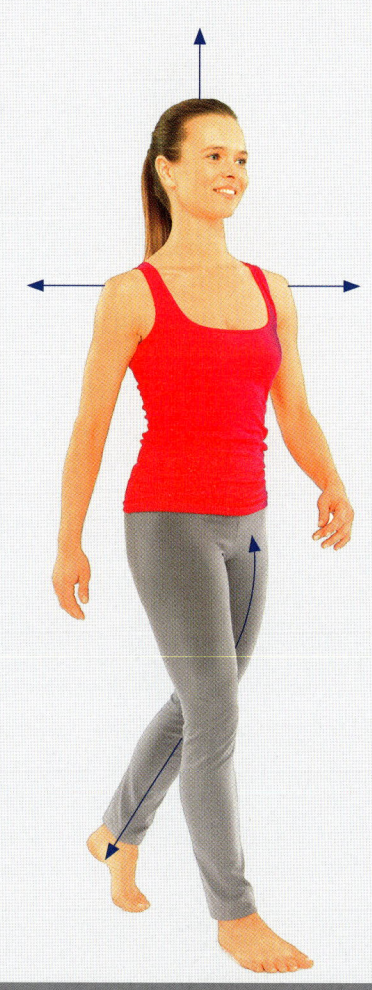

 Schleppergang: So wird jeder Schritt zur Belastung, die Beine fühlen sich schwer und müde an, von Kopf bis Fuß kriegen die Gelenke Schritt um Schritt Schlag auf Schlag. Die Knie werden durchgedrückt, Schmerzen durch Abnutzung und Fehlbelastung sind vorprogrammiert.

 Wildkatzengang: Hier spielen alle Systeme von Kopf bis Fuß zusammen. Bandscheiben und Gelenke werden durch aktivierte Muskulatur geschmeidig gewalkt. Dafür wurde Homo sapiens gemacht, und wie immer wirkt intelligente Bewegung anmutig und attraktiv.

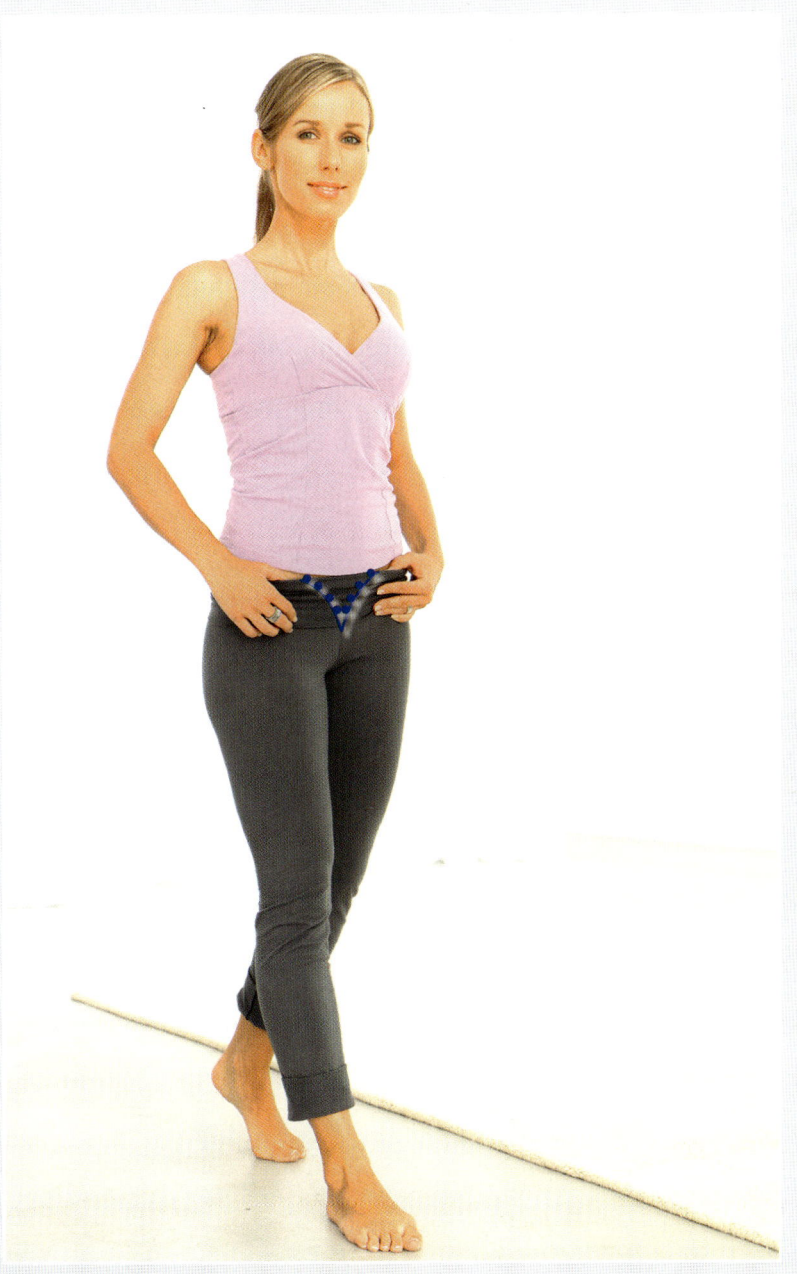

START

» Diese Übung ist ideal für längere Flure und Korridore. Kommen Sie locker in Gang, mit bewussten Rotationsrichtungen von Kopf bis Fuß. Das Becken ist aufgerichtet. Hängen Sie die Daumen burschikos in die vorderen Jeans-Taschen. Der Oberkörper schwingt locker mit.

AKTION

» Stellen Sie sich vor, an Ihren Absätzen klebt je ein Kaugummi. Sobald Sie voll auf dem Standbein stehen, unmittelbar bevor die Ferse des Spielbeins aufkommt, richten Sie das Becken auf. Unterstützen Sie die Bewegung, indem Sie mit den eingehakten Daumen die vorderen Beckenknochen des Standbeins – analog dem Reißverschluss-Trick – hochziehen. Die Ferse des Standbeins bleibt einen Mini-Augenblick am Boden kleben. Das Bein wird in voller Länge gedehnt, die gesamte hintere Beinmuskulatur erhält ein wohltuendes Stretching.

Notiz Beim Gehen dreht der Brustkorb locker und leicht gegen die Beckenbewegung. Das ist perfekt. Vermeiden Sie absichtliche Vor- und Rückbewegung der Schultern. Sie schwingen passiv mit. Beginnen Sie in Zeitlupe und wechseln später in den natürlichen Gang.

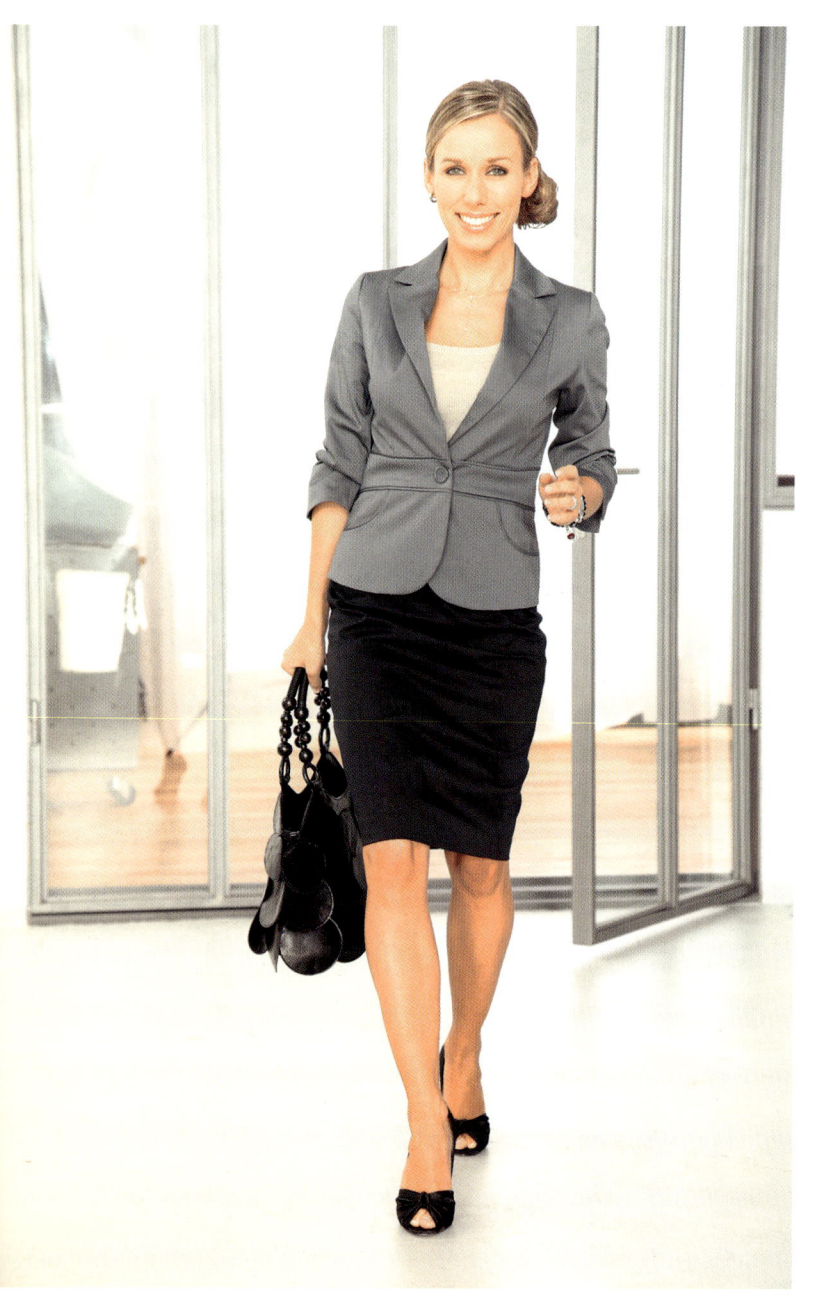

Im Alltag

Catwalk: Look@yourself!

» Legen Sie sich vor einem Spiegel einen – imaginären oder realen – roten Teppich aus und los geht's: Machen Sie sich zum Model. Laufen Sie mal wie Kate Moss mit düsterer Miene, mal wie Heidi Klum mit strahlendem Lächeln, doch immer beschwingt und mit aktivem Körper. Finden Sie den eigenen Swing, den individuellen Rhythmus. Testen Sie auch andere Varianten, den Bodenkleber oder den Watschler, und feiern Sie den Unterschied! Danach geht's ab in den Großstadt-Dschungel mit spiegelnden Schaufenstern. Finden und verfeinern Sie Ihren Geh-Stil.

High-Heels: Celebrate yourself!

» Hohe Absätze sind nicht gesund. Na und? Sie sind zu schön, um darauf zu verzichten. Achten Sie auf eine möglichst gute Passform der Schuhe. Richten Sie Schritt für Schritt das Fersenbein gerade auf, genau in der Verlängerung des Absatzes. Trainieren Sie gezielt Ihre Vorfußmuskulatur, damit diese der Extrabelastung standhält: Beim Abstoß immer wieder ein Vorfuß-Küsschen für den Boden. So zeigen die gesundheitlich verpönten hohen Hacken ihre funkelnde Kehrseite der Medaille – die dynamische Beinspirale und der Vorfuß werden fühlbar aktiv.

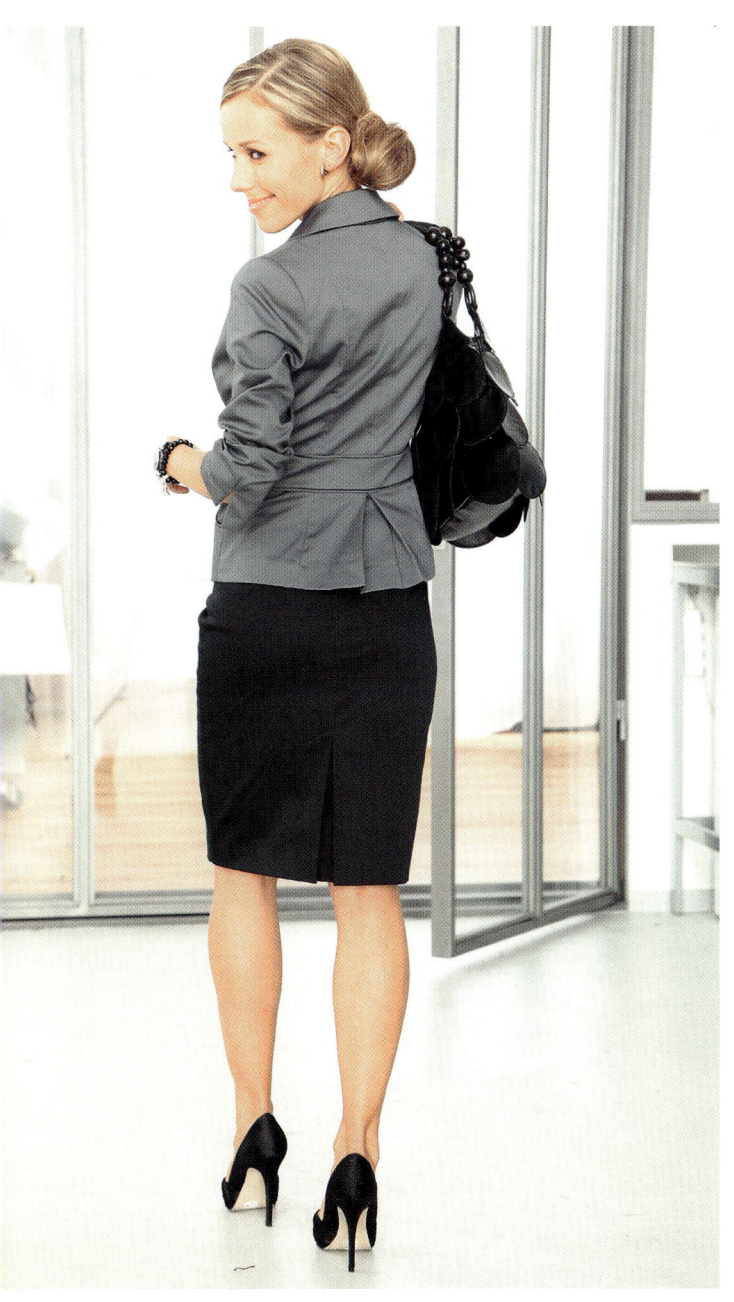

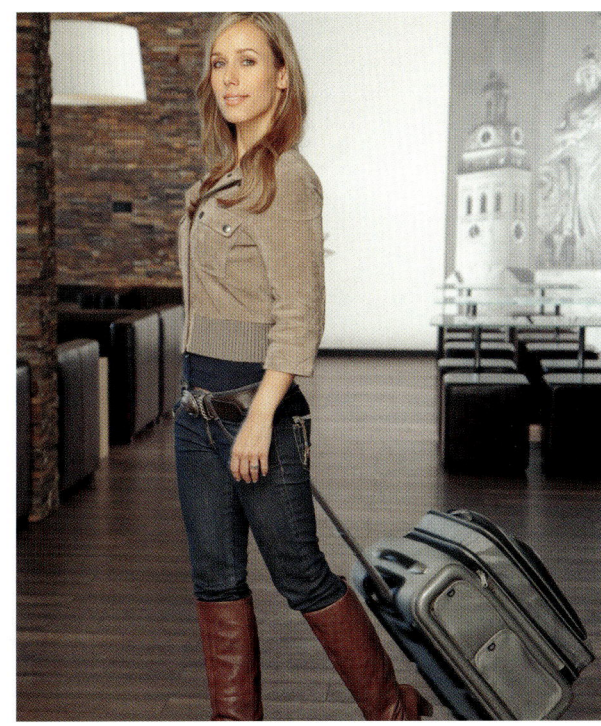

Launelaufen: Be yourself!

» Nicht jeder Tag ist eitel Freude oder feinstes Styling. Echte Werktage gehen an die Substanz, und dann ist Kriechgang angesagt. Sie haben drei Geh-Möglichkeiten: Durchhängen und das Gesicht am Boden nachziehen – ehrlich und offensichtlich. Bewusste innere Aufrichtung, Tempo reduzieren mit bodenständigem Schuhwerk – aufrichtig und seelenfreundlich. Dem Teufel mit Pumps auf den Schwanz treten und super gestylt Motivation schaffen – trotzig und inspirierend zugleich. Was immer Sie wählen, tun Sie es für sich.

Tipps & Tricks

Medizin
Gängiges geht gut!

Gehen ist die beste Medizin – das wusste schon Hippokrates, Arzt mit Starstatus im antiken Griechenland. 30 Minuten Gehen pro Tag ist das Minimum für Muskeln und Gelenke. 3 x 30 Minuten Joggen pro Woche hält Herz und Kreislauf fit.

» Nicht umsonst fragen wir: „Wie geht's? Wie läuft's?" Die Fortbewegung per pedes ist ein exzellenter Gradmesser des persönlichen Wohlergehens. Über Jahrmillionen war der Mensch auf Wanderschaft – 20 Kilometer Tagesdurchschnitt sollen's gewesen sein. Und heute? Vom Bett via Kaffeemaschine und Auto geht's ab in den Bürosessel, abends die gleiche Strecke zurück mit einem Abstecher zum TV-Sessel. Das Fazit: Machen Sie Ihren Füßen endlich Beine! Gehen Sie mit gutem Beispiel voran, fahren Sie Ihre Kinder nicht jeden Tag zur Schule. Achten Sie auch beim Gehen auf Qualität! X-Beine und Knickfüße erhöhen mit Garantie den Knorpelverschleiß. Alter und Arthrose sind kein Hinderungsgrund, im Gegenteil!

Fitness
Das volle Programm

Durch die Aufrichtung der Wirbelsäule verteilen sich die Drehmomente auf die ganze Länge von Scheitel bis Steiß.

» Gehen, laufen, klettern und springen – die natürlich richtige Fortbewegung ist nur teilweise angeboren. Chronische Abnutzungen und akute Verletzungen sprechen Bände. Optimale Haltungsökonomie und muskuläres Gleichgewicht verlangen eine aufgerichtete Kopf- und Beckenhaltung, eine aufgespannte Wirbelsäule und vor allem intelligentes Training, bei dem Sie Ihre Stärken und Schwächen gezielt kennenlernen und optimieren. Achten Sie beim Jogging oder Walken auf eine optimale Kraftübertragung im Moment des Abstoßens. Dabei dreht der Oberschenkel des Standbeins leicht nach außen, der Unterschenkel leicht nach innen. Um die Verschraubung im Oberkörper zu aktivieren, dreht das Becken zur Standbeinseite und der Oberkörper dagegen.

» «Kind, du eierst, so kriegst du nie einen König!«, so tadelte die strenge Mama Prinzessin Saba. „Aber ich will doch selber Königin werden!", schmollt das Kind, rafft das Röcklein und schreitet artig dezidiert über den pälästlichen Alabaster. So lautet die Legende um die spätere Königin von Saba.
Über achtzig Prozent aller Reize erfolgen über die Augen. Also nichts wie los! Jede Situation, jeder Blick, jede Bewegung, jeder Schritt sei fortan königlich! Ja, ich höre Sie: „Betrifft mich nicht, bin keine Adlige." Weit gefehlt! Jede von uns ist immer auch Königin – Hauptrolle, Regie und Drehbuchautorin des eigenen Lebens in einem.

Fashion
Der Gang der Königin

Übertrieben majestätisch ist auch nichts. Es reicht, das Saba-Krönchen in uns anzuklicken – nach dem Motto: Schau mir tief in die Augen und wiederhole langsam „Ich bin eine Königin!"

» … entstehen durch die Annahme der Gefühlsdimension im Mythos „Amor und Psyche" von Apuleius (125-180 n.Ch.). Ihre Begegnung in Liebe und deren Prüfungen, welcher sie sich unterwerfen müssen, wandeln sie zu reifen, erkenntnisfähigen Persönlichkeiten. Kindlich-passive Einstellungen und die Bezogenheit nur auf äußere Schönheit müssen geopfert werden.
Unser Gehen ermöglicht die Begegnung mit dem anderen Geschlecht. Die Dimension des Gefühls bringt uns in Gang und erschafft das Magnetfeld zwischen Mann und Frau. Gleichzeitig ermöglicht diese archetypische Kraft die bewusste Zuwendung zu unserer eigenen Seele, wenn wir auf deren Ausdruck und ihre Bedürfnisse zugehen. Die „Erosfunktion" symbolisiert die Fähigkeit unserer Psyche, sich ganzheitlich zu wandeln, was zu einer Reifung unseres Wesens durch Liebe führt. Die Hingabe an die Liebe ermöglicht uns, Projektionen auf den Partner zu erkennen und zurückzunehmen. Dadurch erweitert sich unsere Persönlichkeit, und unsere Liebesbeziehung gewinnt an Tiefe, weil wir das Gegenüber klarer wahrnehmen können.

Psychologie
Entwicklung, Erfüllung und Sinn …

Gehen Sie Ihrer Seele entgegen! Halten Sie Ausschau nach dem dort liegenden Goldkeim! Er hilft Ihnen, Ihr Gegenüber in seinem wahren Selbst zu erkennen.

Sitzen – von

Vom verkümmerten Sitzling zur kreativen Choreografin.

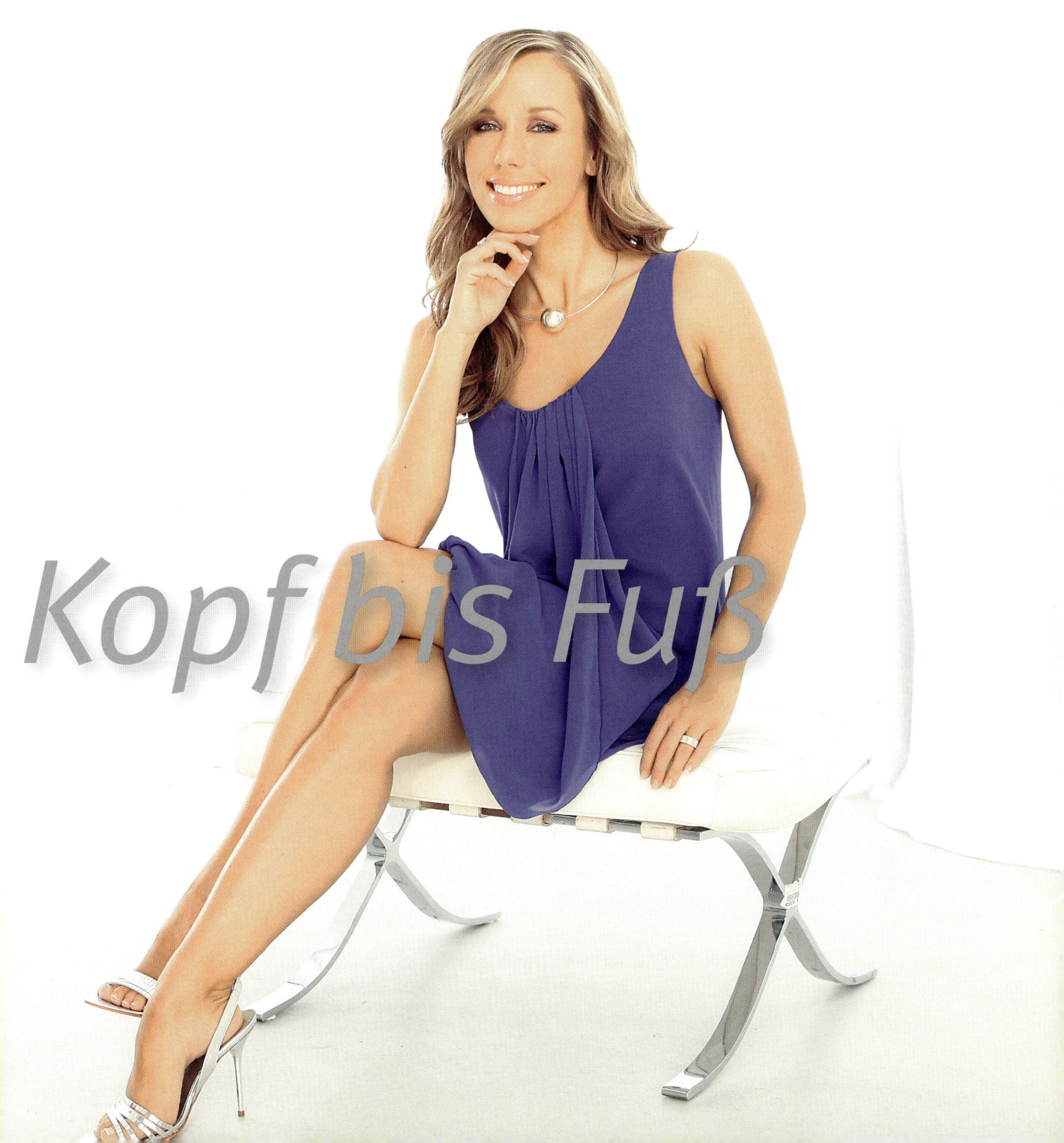

Die Abwechslung macht's

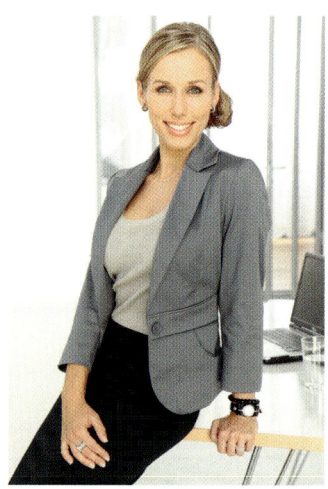

„Aktiv-Sitzen" heißt der neue Bürosport. Konzentrieren Sie sich immer wieder auf Ihre Sitzposition und lassen Sie es sich bewusst gut gehen. Dynamisches Sitzen und gute Laune machen Sie unwiderstehlich!

Sagen Sie einem Hund „Sitz!" und er wird sich auf seine vier Buchstaben niederlassen und Sie erwartungsvoll anschauen. Stöckchen werfen? Leckerli kriegen? Denn nur sitzen, das kann's doch nicht gewesen sein, oder? Passiert nichts, legt Bello sich in Kürze hin und macht ein Nickerchen. Sitzen will kein Hund – außer vielleicht der innere Schweinehund. Und den gilt es zu erziehen. Ganz nach Pestalozzi, liebevoll aber konsequent, vorm PC oder Fernseher, im Auto, auf Meetings, in Kinos und Restaurants.

Im Dauerstress

Andere haben es zu Genüge beklagt: Der Mensch sitzt zu viel! Stehend aufgerichtet entfalten wir uns zur vollen Größe. Beim Hinsetzen falten wir uns wieder zusammen, nämlich je 90 Grad in Knie und Hüften. Wenn's ganz dumm läuft, noch einige Grade in Kreuz und Nacken. Dazwischen buckelt der Rundrücken. Außer dem Knie haben jetzt alle Beteiligten Stress: Die Hüftbeuger verkürzen, das Kreuz ist gestaucht, der Brustkorb eingefallen und den berüchtigten Knick im Genick haben Sie auf Seite 52 ja schon kennengelernt. Arm dran sind auch die Ischios, das sind die hinteren Muskeln des Oberschenkels, die beim Sitzen verkürzen, was Hängepopo und Flachrücken fördert. Auf Managerdeutsch: Es herrscht akuter Handlungsbedarf! Idealerweise machen Sie eine Radikalkur. Ein höhenverstellbares Pult wird zum Stehpult, das Fahrrad ersetzt das Auto, ferngesehen wird in Bauch-, Rücken- oder Seitenlage und Stühle werden durch Sitzbälle ausgetauscht oder mit Kissen und Keilen ergänzt. Es gibt viele Möglichkeiten, dem inneren Schweinhund Beine zu machen. Neben kreativ-ergonomischen Hilfsmitteln ist aktives Sitzen angesagt. Was immer Sie aus fest eingeparkter Erstarrung löst, ist schon mal gut!

Im Sitzen spielend aktiv bleiben

Ergonomische Arbeitsplätze und Möbel in Ehren, aber ein Stuhl ist nun mal immer nur so gut, wie die Sitzhaltung, die man darauf einnimmt. Im ausgeklügeltsten Bürostuhl lässt sich's rumfläzen, und auf jedem Baumstumpf lässt sich's clever sitzen. Bevor Sie nun also auf Ihren Chef los gehen oder selbst hohe Investitionen für kostspielige ergonomische Möbel tätigen, beginnen Sie mit eigenverantwortlichen Gesundheitsimpulsen an Ihrem Arbeitsplatz. Danach verfeinern Sie wo nötig mit ergonomischem Mobiliar. Denn das Missing-Link zwischen ausgeklügelter Ergonomie und willigem Menschen ist einmal mehr Know-how: Machen Sie sich als Dauersitzer Dehnspannung zum obersten Gebot. Schaffen Sie mit der geschickten Selbstverlängerung der Wirbelsäule Platz für Ihre Bandscheiben, das optimiert auch gleich die Atmung und fördert den Austausch zwischen Gehirn und Körper. Zudem sind die Muskeln vorgespannt und aktiv. Sie fühlen sich wacher, reaktionsschneller und wirken vital. Das gilt nicht nur fürs Büro: Sitzen Sie im Restaurant ebenso aktiv. Behalten Sie die Dehnspannung bei, während Sie Ihr Essen genießen und die Gabel anmutig vom Teller zum Mund führen. So werden Sie zur Seltenheit, denn die meisten Menschen beugen sich übers Essen und schaufeln rein – der Kopf geht zum Essen, wie auf der Kuhweide.
Aktiv ist attraktiv. Das kleine Plus an Lebendigkeit führt Sie durch den ganzen Tag. Das ist wirkliche Trainingseffizienz. Selbst im klassischen Konzert, wo andächtige Stille waltet, lässt äußere Ruhe innere Wachheit spielend zu. Gestalten Sie Ihren Alltag kreativ bewegt, vor allem an „Sitztagen".

> Der Körper ist der Übersetzer
> der Seele ins Sichtbare.
>
> *(Christian Morgenstern, deutscher Dichter,*
> *Schriftsteller und Übersetzer, 1871–1914)*

Übung: Office-Table-Dance

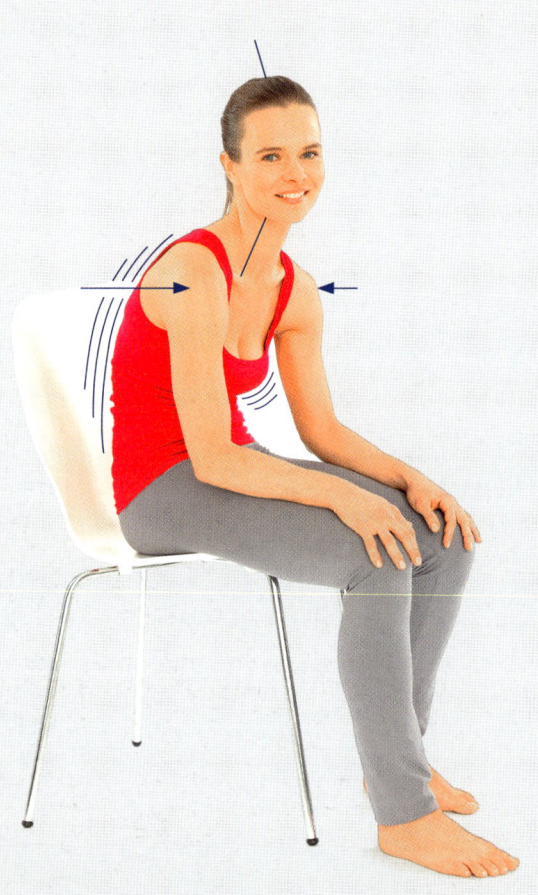

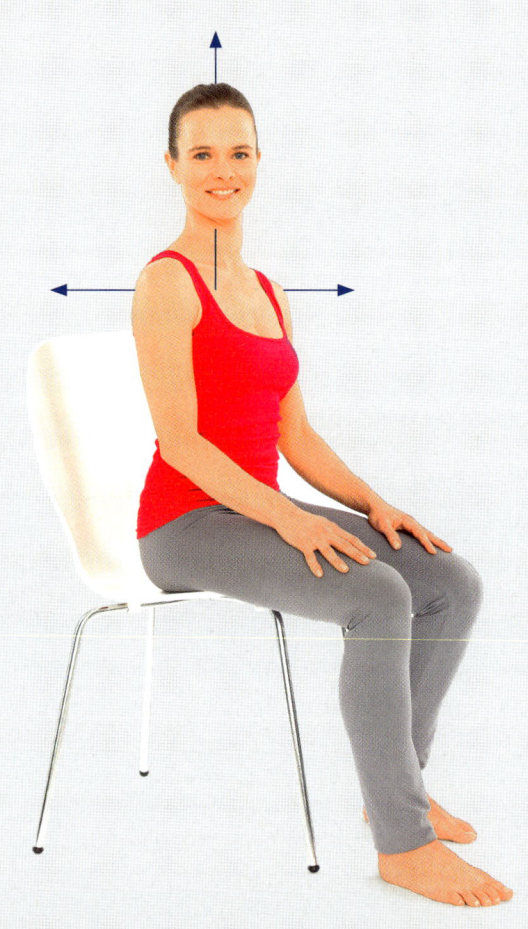

 Totalkollaps: Das Worst-Case-Szenario! Durch den Rundrücken treffen die Wirbel keilförmig aufeinander. Die Bandscheiben werden aus ihrer Position gedrückt und quellen hervor wie aufgeblasenes Kaugummi. Muskeln verkürzen sich und überdehnen.

 Aktiv-Sitzen: Sobald Sie sich bewegen, ist das schon besser als nichts! Bandscheiben sind wie Fahrradreifen – je mehr sie gebraucht werden, umso geschmeidiger bleiben sie. Umgekehrt werden sie platt und spröde bei Nichtgebrauch. Sitzen Sie körperlich aktiv!

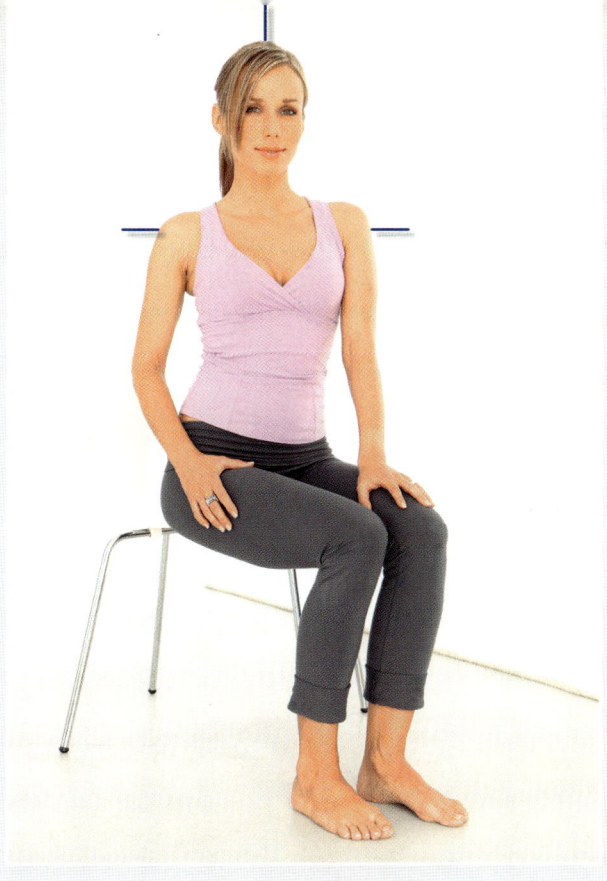

START

》 Nehmen Sie nicht nur Platz – nehmen Sie Platz ein: Er gehört Ihnen. Setzen Sie sich in eine aufgespannte Position, so, wie es sich für Sie richtig und gesund anfühlt – ganz ohne verschluckten Besenstiel. Räkeln Sie sich ein bisschen.

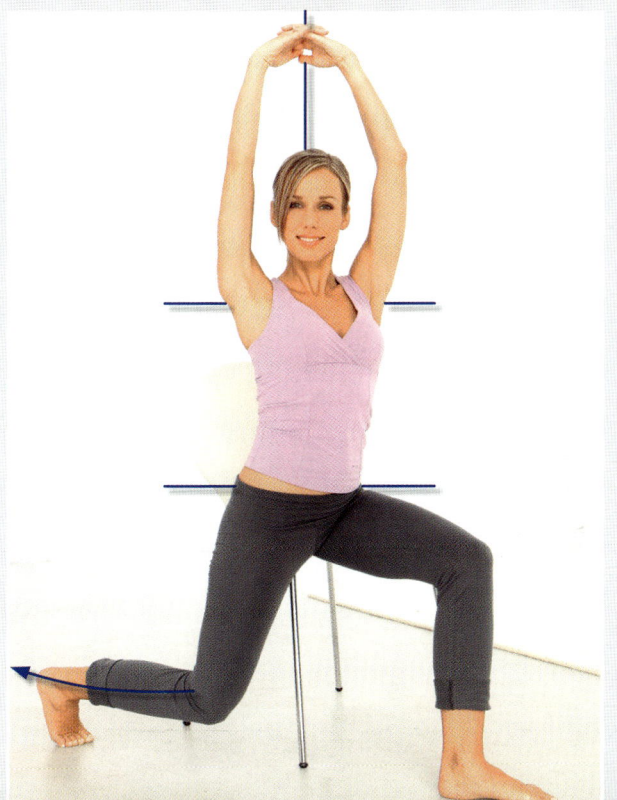

AKTION

》 Setzen Sie sich in Szene, gehen Sie so weit, wie es Outfit und Mitarbeitende erlauben: Setzen Sie sich mal ganz vorn auf den Stuhl, mal ganz hinten. Mal seitlich, indem Sie das überhängende Bein ganz weit nach hinten strecken und die vordere Beckenschaufel (Mit dem Daumen in der vorderen Jeans-Tasche, Sie erinnern sich?) gleichzeitig nach vorn ziehen. Wenn Sie ein Telefonat beenden, falten Sie die Hände und strecken Sie sie so weit wie möglich über den Kopf. Nutzen Sie Ihren gesamten Aktionsradius aus.

> Notiz Nicht rumzappeln: Fangen Sie mit einfachen Bewegungen, dynamischer Spannung und klaren Rotationsrichtungen an. Oberschenkel außenrotiert, Schultern sind abgesenkt. Danach bauen Sie das Repertoire aus, bis zu Ihrer individuellen Choreografie.

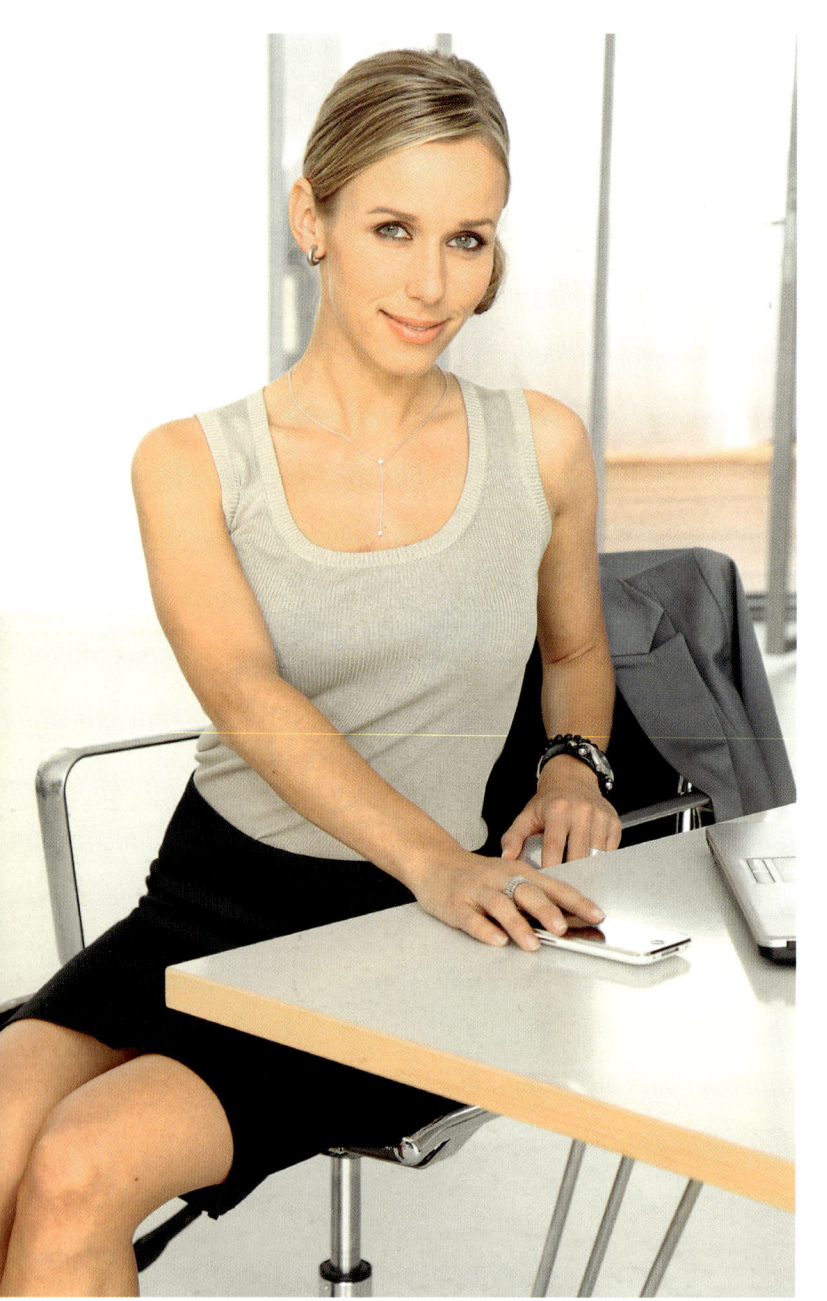

Im Alltag

Büro: 1001 Bewegungsmöglichkeiten

» Das Telefon steht für Rechtshänder links auf dem Pult. So bekommt die Brustwirbelsäule jedes Mal eine willkommene Rotation, sobald es klingelt. Platzieren Sie den Drucker zwei Meter vom Schreibtisch entfernt. Ein kleiner, wenig aufgeblasener Ball auf der Sitzfläche des Stuhls hält Sie in Dauerbewegung. Verbringen Sie Kaffeepausen im Stehen oder benutzen Sie die Toilette im oberen Stock – samt Beckenboden-Power von Seite 74 natürlich. Es gibt ungezählte Möglichkeiten, Ihren Büroalltag bewegter zu gestalten.

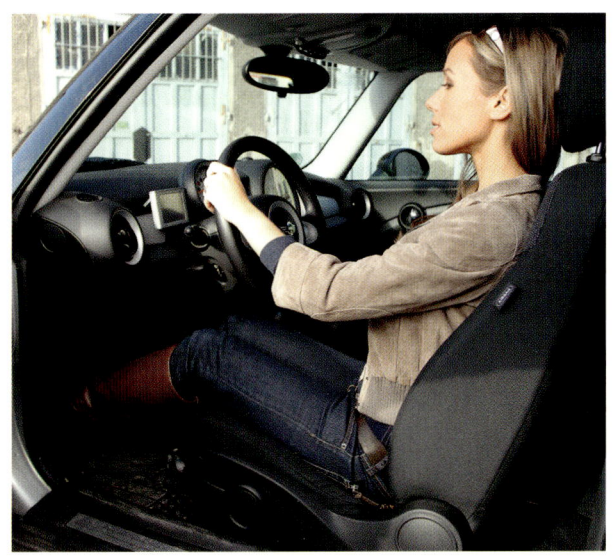
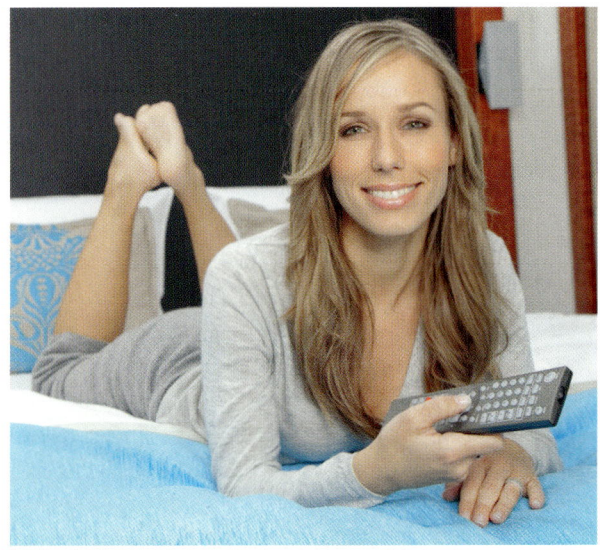

Auto: Das Activitycenter für höchste Konzentration

» Denken Sie beim umsichtigen Fahren an die Rotation und das Spock-Ohr. Lassen Sie Ihren Hinterkopf genüsslich und mit Dehnspannung an der Nackenstütze entlang nach oben gleiten. Nutzen Sie die Pedale zum Aufbau der Fußgewölbe, fühlen Sie Ihre Sitzbeine gut verankert im Autositz. Wecken Sie all Ihre Geister für konzentriertes, reaktionsschnelles Fahren mit vorgespannten Muskeln und allen Antennen auf Empfang. Nach innen sind Sie bewegt, nach außen sind Sie Ihr eigener Schutzengel.

Feierabend: Nur nicht zu brav

» Sich artig ins Sofa setzen wie eine Geranie? Nein danke! Nach langen Arbeitstagen oder Kneipentouren legen Sie die Beine hoch und strecken sie in volle Länge. Ein Krimi lässt sich auch im Stretch-Sitz verfolgen. Oder wieder mal bäuchlings auf dem Teppich? Wann haben Sie sich eigentlich das letzte Mal auf den Kopf gestellt? Im Kopfstand werten Sie die TV-Werbung garantiert auf! Aber Vorsicht: Beginnen Sie damit behutsam und nehmen Sie ein Kissen und eine sichernde Wand zu Hilfe. Ein Jungbrunnen aus Kindertagen!

Tipps & Tricks

Medizin
Sitzkunde für Sitzengebliebene

Der gefährlichste Sitzplatz ist die Economy Class im Flugzeug: Auf Langstreckenflügen lauert Thrombosegefahr. Gang rauf und runter tigern, viel trinken und Stützstrümpfe helfen, Jetlag zu vermindern und retten nebenbei Leben!

» Die Sitzkunde ist ein Wälzer füllendes Thema. Die Essenz daraus: Aktiv-dynamisches Sitzen heißt, den Hintern vom Sessel zu lösen und aufzustehen, jeden Bürostuhl auf Rollen als Trainingsgerät zu nutzen, das Telefon links und den Organizer rechts knapp außer Reichweite zu platzieren, den PC-Drucker in den Nebenraum zu verbannen usw. Ergonomisch richtiges Sitzen bedeutet: Unterarme, Oberschenkel und Blickachse fallen leicht ab, Monitor und Tastatur zentriert davor, gutes Licht und optimale Frischluftzufuhr. Hartnäckig hält sich der Irrtum des geraden Sitzens! Kein Mensch kann oder soll stockgerade vor dem PC in die Tasten hauen – Abwechslung ist Trumpf!

Fitness
Abwechslung macht das Leben süß

Das Entscheidende beim alltäglichen Sitzen ist die Abwechslung, nicht die Position.

» Die Umstellung vom „Hängesitz" in den „Aktivsitz" kann anfangs ganz schön anstrengend sein, lohnt sich aber in mehrfacher Hinsicht: Das Gewicht ruht auf beiden Sitzbeinhöckern, die Wirbelsäule ist zwischendurch immer wieder gestreckt. Flankenatmung und Zwerchfellbewegung sind frei, optimal für aktiv-dynamisches aber auch meditativ-stilles Sitzen. Vor allem beim sitzenden Krafttraining an Geräten entscheidet aktives Sitzen über den Effekt. Dehnspannung ist das A und O, um Muskeln das nötige Training zu gewähren – nur so können Sie trainieren und wachsen. Ein praktisches Beispiel: Sie lehnen sich ohne störende Stuhllehne etwas zurück; der Bauch spannt und schon können Sie die schräg verlaufenden Bauchmuskeln im Wechselrhythmus links und rechts trainieren. Der Nacken bleibt lang, Sie sind stabil auf Ihren Sitzbeinhöckern verankert. Kraftvolle Länge ohne Knick – das ist die Kunst!

» Ein heißer Sommertag: Kurz nach dem Mittagessen, voller Bauch, das Falsche zu schnell gegessen. Ausgerechnet heute funktioniert die Klimaanlage nicht. Die längst zerknitterte dünne Viskosejacke wird abgeworfen. Der kurze Rock sieht alles andere als taufrisch aus. Ist ja klar, dass er beim Sitzen höher rutscht, aber die Beine sind braungebrannt und sauber enthaart. Das knappe Top passt zwar stilmäßig nicht ganz hierher, aber sie arbeitet ja im Back-Office. Die drei obersten Knöpfchen sind offen und geben den Blick auf den scharfen BH frei. Und dann ist sie überrascht, dass sie dem Chef den Kaffee bringen und seine Agenda führen muss. Dass sie nicht ernst genommen wird, unterfordert ist und zu wenig verdient. Obwohl sie doch fünf Sprachen spricht und stets Klassenbeste war.

Fashion
Stilblüten der Sitzkultur

Wer in Jeans kommt, wird auch behandelt wie eine Jeans. Beim Büro-Outfit gibt es auch bei Höchsttemperaturen und im Back-Office mit tollen Kolleginnen keine Kompromisse.

» Im Mythos des Sisyphos ist eine Grunderfahrung des menschlichen Daseins von Mühsal und ewiger Wiederholung ausgedrückt. Intensiver Einsatz und Dranbleiben am Stein, die „Sisyphosarbeit", ist ein Modell für den Menschen, der von einer Idee gepackt ist: er hält stand, und tut sein Möglichstes. Der Stein ist neben seiner Sperrigkeit Symbol für Festigkeit und Verlässlichkeit. Die Kraft des Nichtaufgebens und die Verantwortlichkeit für sich selbst ohne Aussicht auf Erfolg, betont das Hier und Jetzt, sowie die Fähigkeit des Menschen, sich seinem Schicksal entgegenzustellen und sich trotz Enttäuschungen immer wieder einzusetzen. Damit ist Hoffnung auf Sinn verbunden. Die Last, die eine Aufgabe ist, berührt das Thema des Heilens und des rechten Maßes.

Mit diesem „rechten Maß" sollten wir uns täglich an unsere Arbeit begeben. In den manchmal mühsamen Wiederholungen können wir im Umgang mit unseren „Steinen" Erfahrungen sammeln. Die Einwilligung in das Pulsieren des „Internets" des Lebens lässt uns das Leiden an dem Gefühl der Vergeblichkeit überwachsen.

Psychologie
Alter Stein – neuer Weg

Nehmen Sie Ihren eigenen Willen in Besitz! Beachten Sie die Grenzen Ihrer Möglichkeiten! Die Auseinandersetzung mit sich selbst kann mehr Autonomie bringen.

Liegen – die

**Ein viertel Jahrhundert Bettruhe –
das will geplant sein.**

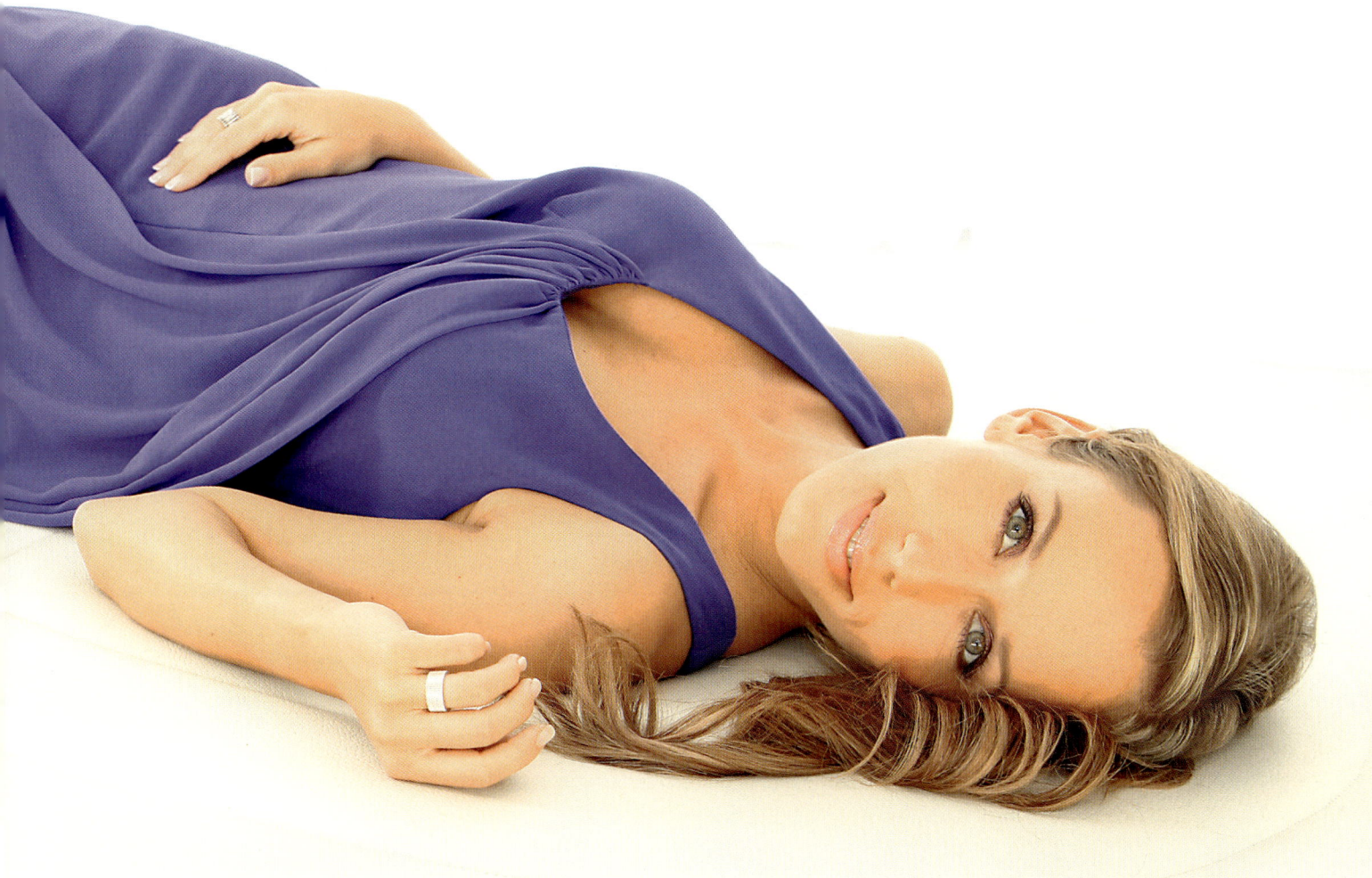

Damit liegen Sie richtig!

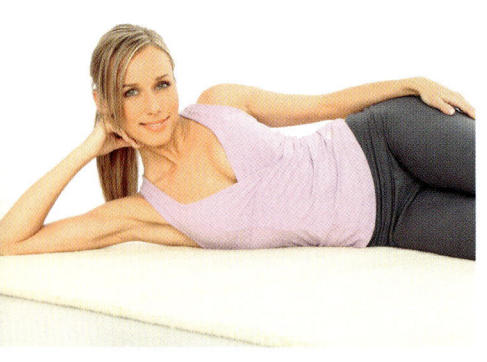

"Mein Job in den Medien macht mir unheimlich viel Spaß. Aber oft müssen wenige Stunden Schlaf reichen, um am nächsten Tag fit und schön zu sein. Legen auch Sie Wert auf die kostbaren Stunden der Erholung, weil Sie es sich … aber das wissen Sie ja schon längst, oder!?"

Schlaf hieß ursprünglich „schlapp werden", vom Gotischen „sleps" und vom Mittelhochdeutschen „slaf" abgewandelt – also eigentlich der „Schlaff". Nun hat die Forschung in den vergangenen Jahrzehnten einiges entdeckt, was gegen den schlappen Schlaf spricht. Resultate und neueste Forschungsfragen sind faszinierend, das Innenleben des Schläfers ein hollywoodreifes Fantasy-Abenteuer! Wer die Schlafdynamik kennt, kann sich passend und bequem betten.

Vom Traumland zur REM-Phase

Stellen Sie sich vor, Sie laden Freunde nach Hause ein. Es wird turbulent, ein voller Erfolg und nachts um zwei verabschieden sich die Gäste. Das hinterlassene Chaos ist beträchtlich, und sie stehen mittendrin. So geht es Ihrem Gehirn jeden Abend, wenn Sie sich schlafen legen. Es bindet sich die Schürze um und beginnt Ordnung zu schaffen, alle Eindrücke aufzuräumen. Vorerst gleiten Sie über den Leicht- in den Tiefschlaf. Danach beginnt die quirlige REM-Phase. Unter den geschlossenen Lidern bewegen sich Ihre Augen sehr schnell hin und her, das Gehirn ordnet, vernetzt, plant – und Sie träumen die phantastischsten Dinge. Körperliche und emotionale Erregung sind hoch, das Temperaturgefühl fällt aus, und der Körper kann sogar in eine Art Lähmungszustand fallen. So kommen dann die Träume zustande, in denen Sie fliehen wollen, aber die Beine nicht bewegen können. Sie schrecken auf – und nun schießt Hitze in Ihren Körper, die REM-Blockade ist vorbei – huch! Nur ein Traum!

Schlaf, Kindlein, schlaf!

Schlafkliniken schießen wie Pilze aus dem Boden: Die 24-Stunden-Gesellschaft scheint den natürlichen Rhythmus und die Fähigkeit zur Entspannung nach und nach zu verlieren. Schäfchen zählen nützt erwiesenermaßen nichts gegen Einschlafprobleme. Progressive Muskelentspannung und andere Techniken hingegen sind erfolgreich, um in Morpheus' Arme zu gelangen. Doch dort geht's erst richtig los: Wer seine Träume zu deuten weiß, dem öffnet sich ein Portal in die Tiefen der persönlichen Innenwelt. Seriöse Traumdeutung ist kein Hokuspokus. In der Psychotherapie gewährt sie gar einen direkten Zugang zur unbewussten Dimension der Seele. Das gehört allerdings in die Hände von Profis. Selbstgebastelte Internet-Deutereien können unterhalten, meist verunsichern sie eher, als dass sie helfen. Spannend bleibt die nächtliche Safari ins Innere allemal. Wichtig ist es, den individuellen Schlafbedarf zu kennen. Dieser nimmt mit zunehmendem Alter meist ab. Während zu viel Schlafen irgendwie zerknautscht macht, schädigt zu wenig Schlaf auf Dauer physisch und psychisch. Selbst die glücklichsten Mütter werden nach einigen durchwachten Nächten mit brüllenden Babys depressiv. Denn: Schlafentzug ist seit jeher eine wirkungsvolle Foltermethode.

Wie man sich bettet, so liegt man. Räumen Sie Ihren Ruhephasen viel Platz und Aufmerksamkeit ein. Der Quell der Regeneration macht munter und schön. Ihr Bett soll ein Hort des Glücks, der Freude und der Entspannung sein, zum luftig-duftig Liegen, Lieben und Leben. Wer am Bett spart, ist arm dran.

> **Wie viel Bewegung wird hervorgebracht durch das Streben nach Ruhe!**
>
> *(Marie von Ebner-Eschenbach, österreichische Schriftstellerin, 1830–1916)*

Übung: In den Schlaf versinken

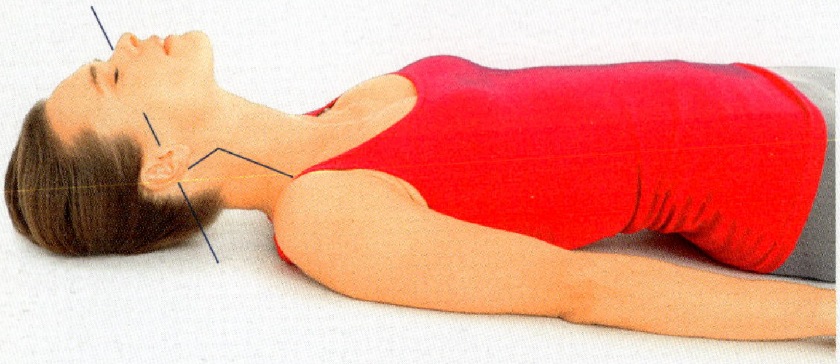

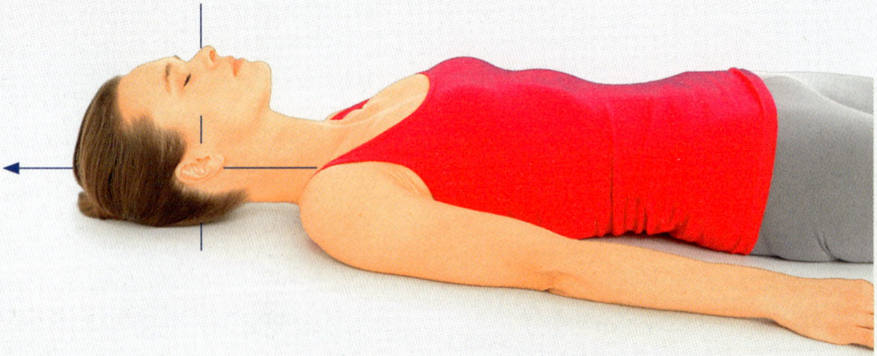

 Staulage: Der Körper bleibt wie ein Wellblech im Schlaf verkrampft. Aufbauende Kissen wie das klassische Hörnchen können im Einzelfall helfen – oft fördern sie aber die unglückliche Fehlhaltung noch. Stabil-flexible Kissen zum Beispiel mit Hirsefüllung sind besonders anpassungsfähig und stützen natürlich.

 Träumerin: Geben Sie Ihrem Körper Raum zur Entspannung, innerlich und äußerlich. Lassen Sie sich von niemandem Ihre Schlafposition oder Bettkultur madig machen: Über das Drittel Ihres Lebens, das Sie im Bett verbringen, dürfen nur Sie entscheiden.

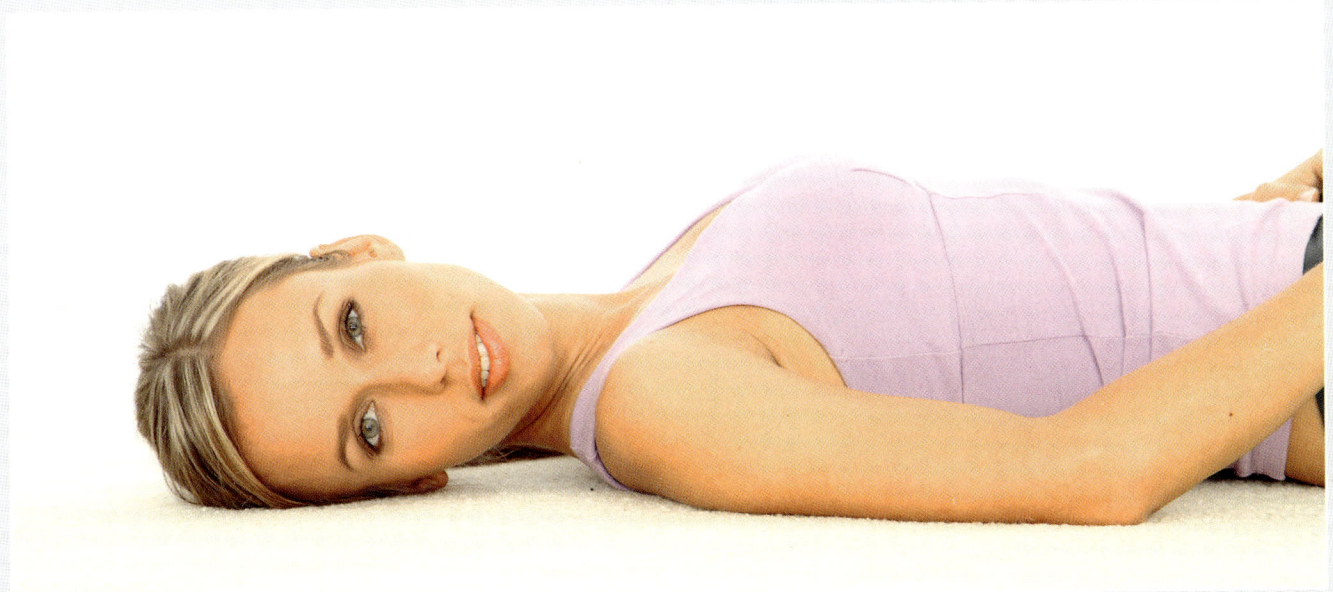

START

» Legen Sie sich ins Bett. Bauen Sie in Rückenlage kurz Dehnspannung auf, um Ihre volle Länge zu gewinnen. Atmen Sie ein und sinken Sie danach mit ausströmender Luft in die Entspannung.

AKTION

» Diesmal sollte es statt Aktion wohl eher Passion heißen. Konzentrieren Sie sich auf Ihre Atmung. Beim Einatmen strömt die Luft in die Tiefe des Körpers, nährt ihn mit Sauerstoff. Die Flanken weiten sich. Beim Ausatmen senken Sie sich in Ihre Matratze, fühlen ihre Tragfähigkeit, die Ihnen Geborgenheit schenkt. Beim Einatmen erhöht sich leicht der Druck auf die Matratze, beim Ausatmen tauchen Sie tiefer in die Entspannung ab. Warten Sie nach dem Ausatmen bewusst passiv auf den Impuls des Einatmens.

> Notiz Kuscheln Sie sich in Ihre Matratze und lassen Sie den Atem frei fließen, ohne ihn bewusst zu steuern. Horchen Sie mit geschlossenen Augen in sich hinein, liebevoll und aufmerksam. So können Sie auch schlaflos zur Ruhe kommen, ohne sich gestresst zu wälzen.

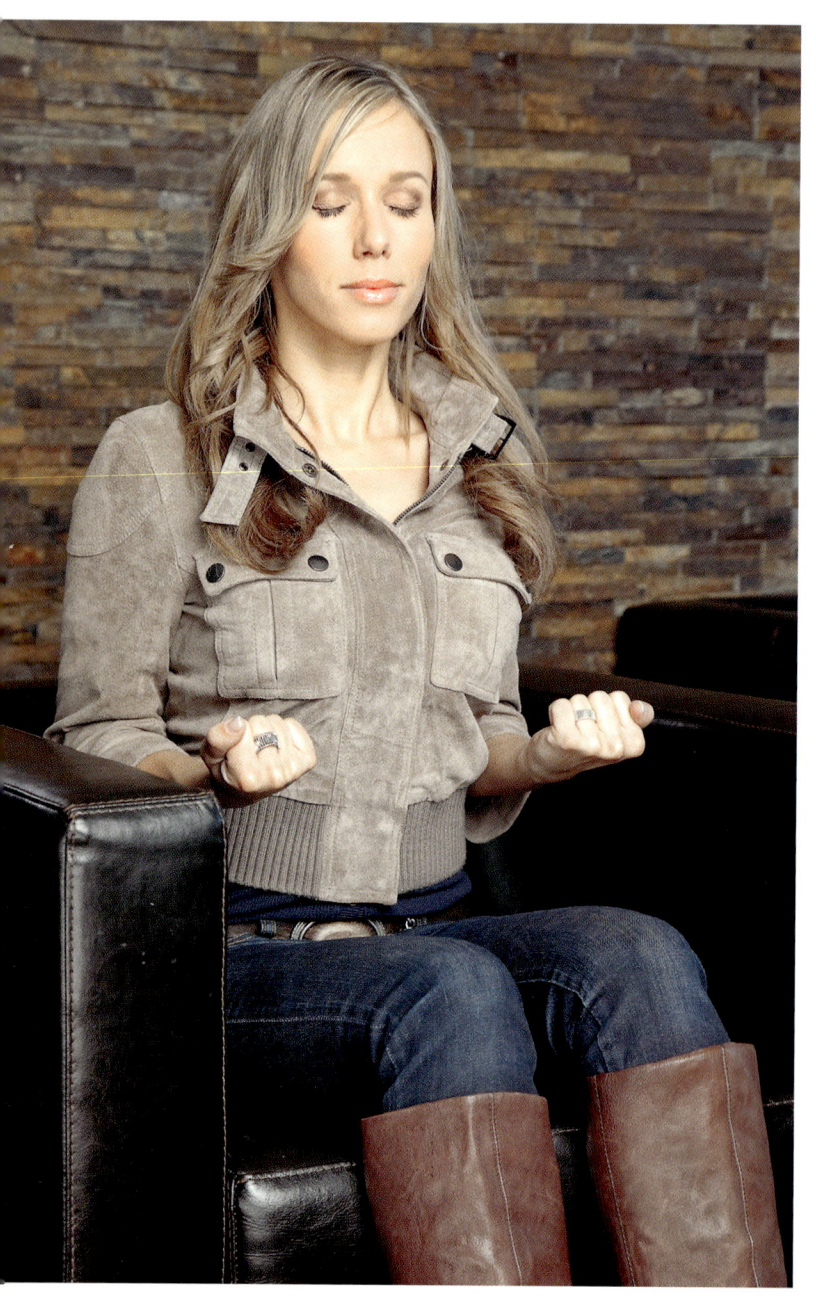

Im Alltag

Entspannen: Progressive Muskelrelaxation

» Sollte sich mit der Einschlafübung keine Ruhe einstellen, so haben sich unterschiedliche Methoden bewährt, zum Beispiel Yoga, Atemübungen, Spiraldynamik oder die progressive Muskelentspannung nach Jacobson: Dabei werden 17 verschiedene Muskelregionen nacheinander angespannt, wahrgenommen und mit dem Ausatmen wieder entspannt. Die Technik der Entspannung durch Anspannung können Sie methodenunabhängig selbst ausprobieren, in Kursen oder mit CDs erlernen. Sie eignet sich auch vorzüglich für kurze Nickerchen und allgemeinen Stressabbau im Alltag.

Cooldown: Gegen das Grillhähnchen

» Morgen ist ein stressiger Tag, und Sie sollten jetzt unbedingt ganz dringend einschlafen. Doch Sie wälzen sich hin und her und rund herum wie ein Hähnchen am Spieß! Da hilft nur eins: Raus aus den Federn! Trinken Sie etwas Wasser und kühlen Sie danach Arme und Beine mit einem nassen Waschlappen. Eine Dusche mit warm-kalten Intervallen wirkt noch besser. So werden Hitze und Stress über die Gliedmaßen abgeleitet. Platzieren Sie einen kühlen, feuchten Waschlappen in Reichweite und schlafen Sie gut!

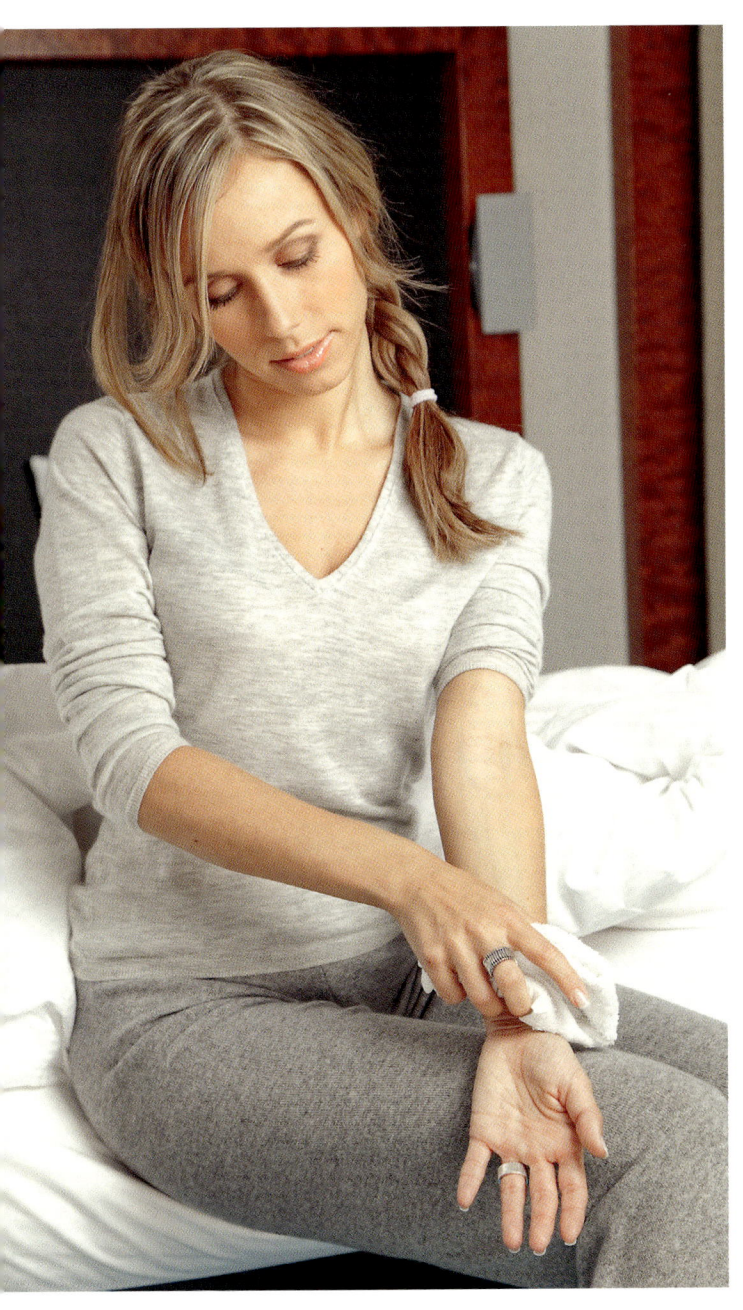

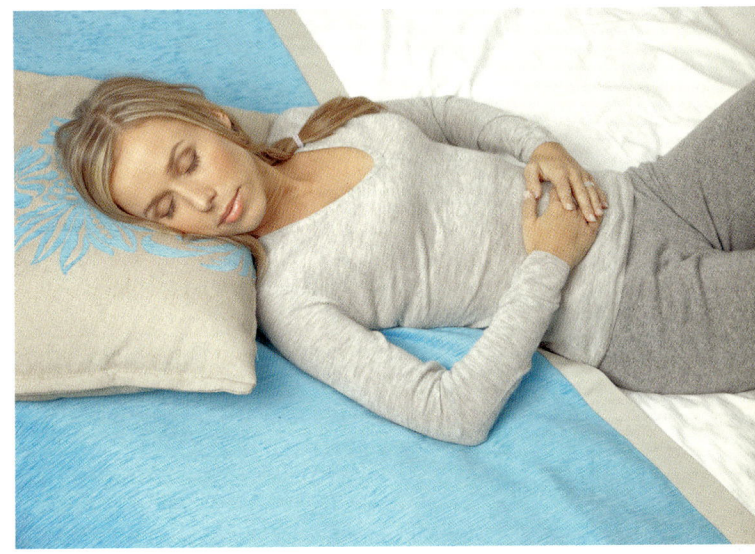

Shopping: Prinzessin auf der Erbse

» Nicht, dass die verzogene Göre im Märchen Ihr Vorbild sein soll! Aber die Geschichte mit den sieben Matratzen hat schon was für sich: Gehen Sie wieder mal zum Probeliegen. Lassen Sie sich nicht beschwatzen. Matratzen-Marketing ist unstet – mal hart, mal weich, mal mit Kamelhaar und bald ist wieder nur das Wasserbett gesund. Pustekuchen! Ignorieren Sie Verkäufer, Werbung und Preisschild. Achten Sie auf Ihr Wohlgefühl. Liegen Sie ein Drittel Ihres Lebens auf der besten Schlafstatt, die Sie kriegen können.

Tipps & Tricks

Medizin
Lieber liegen

Wenn nichts wirkt – weder Entspannung, noch warmes Bad oder Spaziergang, lassen Sie sich helfen! Die moderne Schlafmedizin erzielt traumhafte Erfolge.

» Im Idealfall bedeutet Schlaf nachhaltige Tiefen-Regeneration für Körper und Seele. Am nächsten Tag sind Sie ausgeruht und voll motiviert. Im ungünstigen Fall liegen Sie verspannt und schmerzgeplagt im Bett, zersägen beim Zähneknirschen oder Schnarchen einen ganzen Wald und werden von Sorgen, Albträumen und Atemaussetzern heimgesucht. Am nächsten Tag sind Sie gerädert. Der häufigste Irrtum: Ein tiefer, gesunder Schlaf sei ein Erbrecht des Menschen. Mitnichten! Erholsam schlafen ist eine Kunst, die jeden Abend aufs Neue geübt wird. Mit dem richtigen Rhythmus der Wach-Schlaf-Zeiten, etwas Work-Life-Balance, körperlicher Entspannung und der Fähigkeit, Sorgen kurzzeitig auszublenden, haben Sie gewonnen!

Fitness
Aktiv-meditativ zur Ruhe kommen

Nach einem intensiven Training das Körpergewicht auf den Boden abgeben zu können, ist eine Wohltat von Kopf bis Fuß. Die Steigerungsformel für ambitionierte Sportler lautet „konstruktive Entspannung bereits in der Dynamik" – und nicht erst danach.

» Das Gewicht des Rückens Wirbel für Wirbel auf den Boden abzugeben und dabei tief zu entspannen, das heißt Körperbewusstsein. In dieser Haltung werden Körper und Geist beruhigt und revitalisiert. Die Aufmerksamkeit richtet sich nach innen. Diese Position gilt als Vorstufe der Meditation. Die bewegliche Wirbelsäule entspannt sich der Schwerkraft folgend in ihrer ganzen Länge. Unterstützen Sie diese Streckung mit Ihrer Atmung. Sie erhalten so perfekten Kontakt zwischen Lendenwirbeln und Liegefläche. Die natürlich geschwungene S-Form der Wirbelsäule wird durch das entspannte Liegen gedehnt, die Bandscheiben erhalten Platz. Der Nacken ist offen, frei und Ihre Halsmuskulatur bleibt entspannt. Scheitel und Steiß ziehen auseinander, ohne dabei die Rückenmuskulatur zu belasten oder aktiv gegen den Boden zu pressen.

» Sie kennen das: Am Morgen ziehen Sie sich drei-, viermal um, bis das passende Outfit gefunden ist, das abgestreifte wartet auf bessere Zeiten. Ihre Laune wird grau, der Stresspegel steigt. Doch es geht auch anders! Ein guter Morgen beginnt bereits am Vorabend. Wenn Sie etwas Wichtiges vorhaben, wissen Sie das meistens vorher. Also: Entscheiden Sie am Vorabend, was Sie am nächsten Morgen anziehen wollen, und zwar von Kopf bis Fuß: Kleider, Schuhe, Strümpfe, Schmuck, Tasche. Sollten Sie die Tasche wechseln, packen Sie den Inhalt um und legen Sie alles bereit, auch Schlüssel und Handy. Sie werden garantiert ruhiger schlafen, am Morgen beschwingt aufstehen und sich stressfrei zurechtmachen. Verfechter der Aus-dem-Moment-heraus-leben-These finden das natürlich unsympathisch.

Fashion
Was ziehe ich bloß an?

Sortieren Sie Ihre Kleidung im Schrank nach Farben, dann geht das Raussuchen am Vorabend noch einfacher.

» … spricht Gilgamesch vor etwa fünftausend Jahren im gleichnamigen Epos und den wahrscheinlich ältesten Traumaufzeichnungen der Menschheit. Die Träume sind ihm von den Göttern gesandt und sie werden von ihm ernst genommen. Aufgeschrieben und gedeutet geben sie ihm Anweisungen, wie mit Veränderungen im Leben umzugehen ist. Gilgamesch liebt diesen inneren Naturmenschen wie eine Gefährtin. Es gibt aber auch den Kampf und die Trauer, die zusammen mit der Liebe im Traum erfahren werden und unmittelbar auf den Träumer wirken. Im Schlaf ist der Traum ein Erlebnis. Wir können Wahrheiten über unsere Seele erfahren. Zur Deutung werden die Symbole der Träume mit unserer Lebensgeschichte und unserer aktuellen Situation in Verbindung gebracht.

Häufig ergänzen und kompensieren Trauminhalte unsere bewusste Einstellung, sodass übersehene Aspekte der Persönlichkeit entfaltet werden können. Indem der Traum Anreize zur Entwicklung gibt, kann er heilende Wirkung haben und dem Leben wieder Strömung verleihen. Somit spiegeln Träume die faszinierende Selbstregulierung der Psyche und gestalten das Leben mit.

Psychologie
„Da erschienen mir die Sterne des Himmels, ich hob einen an, ich liebte ihn wie eine Gattin …"

Haben Sie Mut zum Traumtagebuch! Freunden Sie sich mit der Seele an!

Übersicht
unkoordiniert/koordiniert

Gesicht

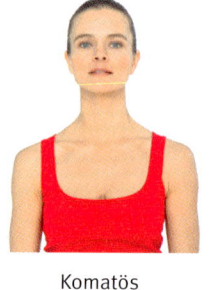 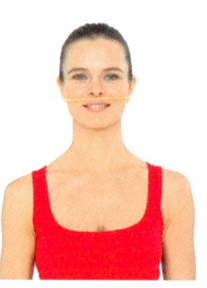
                                  Komatös   Erstrahlend

Hals – Nacken
Beine

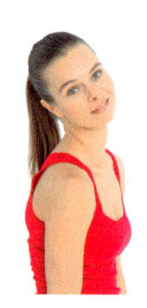 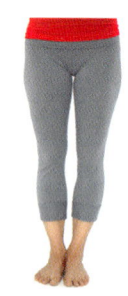 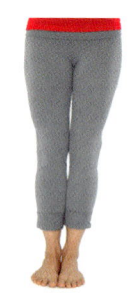

Geierhals   Naturlifting   X-Beine   Achsenstabilität

Füße
Wirbelsäule

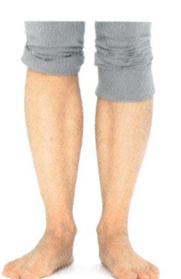 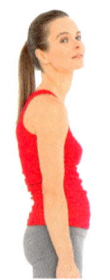 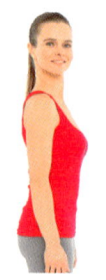

Im hundertjährigen Schlaf   Wachgeküsst   Zusammengesunken   Aufgespannt

Brust und Bauch
Po und Becken

Der Hängekollaps · Das Schönmacher-Prinzip · Ausgekugelt · Ausgeklügelt

Schultern und Arme
Hände

Dämlich · Ladylike · Knick-Krallhand · Allerhand

Stehen
Gehen

Eingefallen · Majestätisch · Schleppergang · Wildkatzengang

Sitzen
Liegen

Totalkollaps · Aktiv-Sitzen · Staulage · Träumerin

Register

A

Absätze, hohe 114
Aktivsitz 126
Aktiv-Sitzen 120, 122
Applaudieren 95
Arbeitsplatz
– aktiver 54
– Sitzen 121
Arme 78 ff
 Spiralprinzip 91
Arthrose, Hände 96
Atmung 63
– Energielenkung 66
– Schlaf 133
– Schultern 85
– Stehen 106
Aufblühen mit Charisma 12 f, 138
Aufrichten unter erschwerten Bedingungen 104
Aufrichtung 98 ff
– innere und äußere 50
Autoelongation 54
Autofahren
– Brustwirbelsäule 55
– Dehnspannung 25

B

Barfuß 45 f
Bauch 58 ff
Bauchgefühl 61
Bauchlage 125
Becken, zentriertes 74
Beckenboden 68 ff
– Spannung und Entspannung 76
– Sport 76
– Toilette 75
Beckendrehung 53
Beinachsen-Einmaleins 30

Beine 28 ff
– Achsenstabilität 32
– müde 106
– Spiralkraft 33
– übergeschlagene 34
Beinlängendifferenz 106
Berghaltung 106
Bett 131
– Aufstehen 55
Bewegungsmangel 50
BH, gut sitzender 67
Bildschirmarbeit, Haltung 94
Brust 58 ff
Brustwirbelsäule 51
– Autofahren 55
Büro, Bewegungsmöglichkeiten 124
Büroalltag 124
Büro-Outfit 127
Bürosport, Sitzen 120
Bürostuhl, Sitzhaltung 121
Busen 60 ff

C

Catwalk 114
Computermaus 94
Cooldown 134

D

Darmgehirn 61
Dauersitzer 121
Dehnspannung 20, 23
– Wirbelsäule 51
Dekolleté 67
Diagonalatmung 85
Doppelkinn 10 ff, 15

E

Einschlafprobleme 131
Einschlafübung, weitere Methoden 134
Emanzipation 100
Emotion, negative 27
Energielenkung, Atmung 66

Entdeckt und erweckt 72 f, 139
Entspannung 128 ff
– konstruktive 136
Eros 67
Erwecke den Drachen 82, 139
Essen, Trainieren mit Manieren 94

F

Fahren, reaktionsschnelles 125
Fahrstuhl 104
Farbtöne, Reiterhosen 77
Fingernägel 97
Flankenatmung 63, 66, 126
Flugzeug 126
Fortbewegung 116
Füße 38 ff
– gepflegter 45
– strapazierte 46
– Verschraubung 43
Fußgymnastik 46
Fußreflexzonen 46
Fußschule 41

G

Gang der Königin 117
Gangmuster 111
Gehen 34, 108 ff
– eigener Rhythmus 114
– Erosfunktion 117
– tägliches 116
Geierhals 21 f
Genick, geknicktes 26
Gesicht 8 ff
– Entspannung 16
Gesichtsausdruck 17
Gestaltungskraft 97
Gestik 90, 97
Gewölbebauer 42, 138
Golferrücken 51

H

Hals 18 ff, 27
Hals-Nacken-Region 20 ff
Halswirbelsäule 20 f
Haltung, gute 57
Hand, Kraft ohne Anstrengung 95
Hände 88 ff
– Hauptfunktion 97
Händedruck 90
Handgelenk, Position 96
Handschlag 84
Hand-über-Kopf-Bewegungen 81
Handwelle 92, 139
Handy, Nackentraining 24
Hängekollaps 62
Hängesitz 126
Hautreinigung 16
Herz-Kreislauf-Training 116
High-Heels 114

I

Inspiration 22 f, 138

J

Joggen 36
– optimale Kraftübertragung 116

K

Kämmen 15
Kieferstellung, korrekte 11
Kinderschuh 46
Kissen, stabil-flexibles 132
Kleidung, Sortieren 137
Knick-Krallhand 92
Knie, verschraubtes 31
Kniegelenk, Fehlbelastung 36
Konzentration, Fahren 125
Kopfpositionierung 10
Kopfstand 125
Körpersprache

– Gehen 111
– und Haltung 57
– Stehen 101
Krampfadern 36
Kriechgang 115
Kugelhand, dynamische 92 f

L
Lassen Sie´s fließen 62 f, 139
Launelaufen 115
Lebensbaum 57
Lendenwirbelsäule 51
Liegen 128 ff
Liften 16
Links-rechts-Verschraubung 51
Lippenstift 15

M
3-Minuten-Lifting 14
Mittelfinger, Position 96
Mobiliar, ergonomisches 121
Mobilität 110
Mode 17
Multitasker 112 f, 139
Muskelpumpe 36
Muskelrelaxation, progressive 131, 134

N
Nacken 18 ff, 26
Naturlifting 22

O
O-Beine 31 f, 36
Office-Table-Dance 122, 139
Opposition 91, 96
Orgasmus 71

P
Po 68 ff
Probeliegen 135

R
Raubkatzengang 111 f
Raubkatzenstand 32, 138
Reißverschlusstrick 113
Reiterhosen 77
REM-Phase 130
Rocklänge 37
Rotation, Wirbelsäule 51
Rücken, geschmeidiger 56
Ruhephasen 131
Rumstehen 100
Rundrücken 21

S
Schlaf 130 ff
– In Schlaf versinken 132 f, 139
Schlafbedarf, individueller 131
Schlafentzug 131
Schlafmedizin 136
Schlafübung 132 f
Schleppergang 112
Schönmacher-Prinzip 62
Schreitreflex 110
Schuhe 36
– hohe 40
– persönlich passender 47
– stoßdämpfende 46
Schulterbewusstsein 80
Schulterblätter 86
Schultergürtel 81
Schultern 78 ff
– Last 87
– schmale 87
Schulterspannung 87
Schulterübung 82 f
Schwanenhals 26
Schwebelage 11, 13, 15
Schwerkraft 100, 102
– Spiel mit der Schwerkraft 104
Selbstbespiegelungstendenz 107

Selbstbewusstsein 57
Selbstentfaltung 47
Selbstgefühl, konstantes 107
Silhouetten 87
Sisyphosarbeit 127
Sitzbeinhöcker 73 f
Sitzen 34, 118 ff
– Abwechslung 126
– dynamisches 120
– ergonomisch richtiges 126
– Totalkollaps 122
Sitzkultur, Stilblüten 127
Sitzplatz, gefährlichster 126
Solarplexus 66
Spiralbewegung, Sport 56
Standfestigkeit 100
Standhaftigkeit 98 ff
Standregeln 105
Staulage 132
Stehberufe 101, 105
Stehen 34, 98 ff
– aktives 100 f
– dynamisches 102
– optimale Ausrichtung 106
– richtiges 101
– stundenlanges 106
Stehvermögen 107
Stil-Stehen 107
Stimme, Beckenboden 76
Straßenbahn, Aufrichten 104
Stress
– Atmung 65
– Schultergürtel 80
Stressabbau 134
Stretch-Sitz 125
Stützstrümpfe 106

T
Tanzen 37
Telefonieren 24
Tellerhand, stabile 96
Thrombosegefahr, Flugzeug 126
Tischmanieren 94

Training, intensives, konstruktive Entspannung 136
Traumdeutung 131
Träumen 130
Träumerin 132
Trauminhalte 137
Traumtagebuch 137
Trendelenburg-Syndrom 72
Treppensteigen, Beckenboden 74
Trinken, Halswirbelsäule 25

U
Über-Kopf-Bewegung 84, 86
Urinabgang, unfreiwilliger 70

V
Vollatmung und Wirbelsäulendrehung 66
Vorfuß 41

W
Wahre Größe 52, 138
Walking, optimale Kraftübertragung 116
Wechselstand 102, 139
Weiblichkeit, Urkraft 77
Wildkatzengang 112
Wille, eigener 127
Wippen 106
Wirbelsäule 48 ff
– richtiger Gebrauch 56

X
X-Beine 31, 36

Z
Zähneknirschen 11
Zähneputzen 14
Zahnstellung, korrekte 11
Zorn 27

Liebe Leserin, lieber Leser,
hat Ihnen dieses Buch weitergeholfen? Für Anregungen, Kritik, aber auch für Lob sind wir offen. So können wir in Zukunft noch besser auf Ihre Wünsche eingehen. Schreiben Sie uns, denn Ihre Meinung zählt!

Ihr TRIAS Verlag

E-Mail Leserservice: heike.schmid@medizinverlage.de

Adresse:
Lektorat TRIAS Verlag, Postfach 30 05 04,
70445 Stuttgart
Fax: 0711 - 8931 - 748

*Bibliografische Information
der Deutschen Nationalbibliothek*
Die Deutsche Nationalbibliothek verzeichnet diese Publikation in der Deutschen Nationalbibliografie; detaillierte bibliografische Daten sind im Internet über http://dnb.d-nb.de abrufbar.

Programmplanung: Sibylle Duelli

Redaktion: Julia Reichmann, Sibylle Duelli
Bildredaktion: Christoph Frick
Visagistin: Melanie Schmitz
Kostüm/Styling: Anja Ruprecht

Umschlaggestaltung und Innen-Layout:
Cyclus · Visuelle Kommunikation, 70186 Stuttgart

Umschlagfotos und Fotos im Innenteil:
Claudia Larsen/Jens van Zoest, Wuppertal

© 2009 TRIAS Verlag in MVS Medizinverlage Stuttgart GmbH & Co. KG
Oswald-Hesse-Straße 50, 70469 Stuttgart

Printed in Germany

Satz: Cyclus · Media Produktion, 70186 Stuttgart
gesetzt in (Satzsystem): InDesign CS4
Druck: Offizin Andersen Nexö Leipzig GmbH, 04442 Zwenckau

Gedruckt auf chlorfrei gebleichtem Papier

ISBN 978-3-8304-3446-7   1 2 3 4 5 6

Wir bedanken uns bei

NICOWA
DIESEL
ALLUDE

für die Bereitstellung der Garderobe,

bei motel one, München, für die Location.

Wichtiger Hinweis: Die Ratschläge und Empfehlungen dieses Buches wurden vom Autor und Verlag nach bestem Wissen und Gewissen erarbeitet und sorgfältig geprüft. Dennoch kann eine Garantie nicht übernommen werden. Eine Haftung des Autors, des Verlages oder seiner Beauftragten für Personen-, Sach- oder Vermögensschäden ist ausgeschlossen.

Geschützte Warennamen (Warenzeichen) werden nicht besonders kenntlich gemacht. Aus dem Fehlen eines solchen Hinweises kann also nicht geschlossen werden, dass es sich um einen freien Warennamen handelt.

Das Werk, einschließlich aller seiner Teile, ist urheberrechtlich geschützt. Jede Verwertung außerhalb der engen Grenzen des Urheberrechtsgesetzes ist ohne Zustimmung des Verlages unzulässig und strafbar. Das gilt insbesondere für Vervielfältigungen, Übersetzungen, Mikroverfilmungen und die Einspeicherung und Verarbeitung in elektronischen Systemen.

Fehlhaltungen erkennen und korrigieren

Für eine bessere Körperhaltung

▶ Die Körperhaltung von Kopf bis Fuß analysieren: Möglich wird's mit den 24 Foto-Serien, die richtige Bewegungs- und Haltungsmuster von falschen unterscheiden

▶ Bietet Hintergrundwissen über anatomische Zusammenhänge

▶ Mit einfachen Übungen verblüffende Wirkungen erzielen

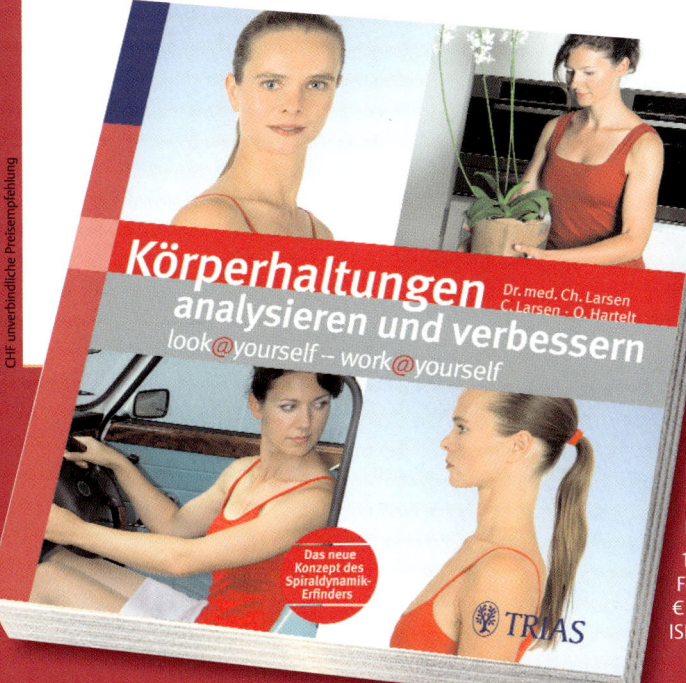

Dr. med. Christian Larsen
Claudia Larsen
Oliver Hartelt
**Körperhaltungen analysieren und verbessern:
look@yourself – work@yourself**
160 Seiten, 100 Abbildungen,
Format 22 × 23 cm
€ 24,95 [D] / € 25,70 [A] / CHF 42,40
ISBN 978-3-8304-3469-6

www.trias-gesundheit.de

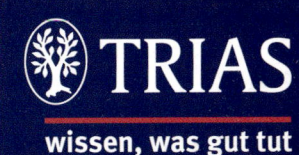

wissen, was gut tut

In Ihrer Buchhandlung
TRIAS in MVS Medizinverlage Stuttgart GmbH & Co. KG · Postfach 30 05 04 · 70445 Stuttgart · Tel. 07 11 / 89 31-8 88

Spiraldynamik®
Das Erfolgskonzept von Dr. Larsen

DVD & Buch
10 Einzelbände je € 29,95
oder alle 10 Bände in der Box € 229,95

Beweglich bleiben – ein Leben lang!

Gelenke, Bänder und Muskeln, die richtig bewegt werden, schmerzen nicht. Dieses Wissen vermittelt die Spiraldynamik – anschaulich auf DVD und zum Nachlesen im 64 Seiten Booklet.

10 DVDs und 10 Bücher
€ 229,95 [D/A] / CHF 363,-
(unverbindliche Preisempf.)
ISBN 978-3-8304-3334-7

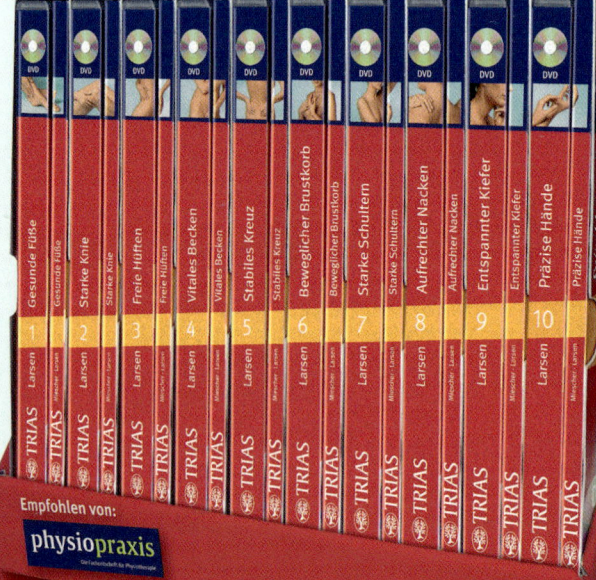

Die 10 Bände:
Gesunde Füße, Starke Knie, Freie Hüften, Vitales Becken, Stabiles Kreuz, Starke Schultern, Beweglicher Brustkorb, Aufrechter Nacken, Entspannter Kiefer, Präzise Hände
je € 29,95 [D/A] / CHF 50,90 (unverbindliche Preisempf.)

www.trias-gesundheit.de

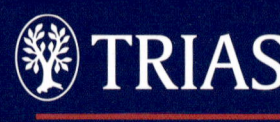
TRIAS – wissen, was gut tut

In Ihrer Buchhandlung

TRIAS in MVS Medizinverlage Stuttgart GmbH & Co. KG · Postfach 30 05 04 · 70445 Stuttgart · Tel. 07 11 / 89 31-8 88